刊行に寄せて——セルビアにとってのノバク・ジョコビッチ、そしてタカ大丸

今回、セルビアの大英雄であるノバク・ジョコビッチの著書を私の友人で、そしてセルビアの恩人でもあるタカ大丸さんの翻訳で日本に届けられることを嬉しく思います。

私の初来日は1994年ですから、日本暮らしも約20年になります。その間に私の祖国・セルビアは幾多の苦難をたどりました。

旧ユーゴスラヴィアが分裂して悲惨な民族紛争が続き、米国およびNATOの空爆を受け、昨年2014年にはGDPの8パーセントが流出する大洪水にも襲われました。

幸い日本の皆さんは温かく、セルビア人だからということで私自身が偏見や差別にさらされたことはありませんが、西欧および北米では「悪者」という濡れ衣を着せられ、色眼鏡で見られることも少なくありませんでした。

そんな中でテニスの世界に登場したのがノバク・ジョコビッチでした。言うまでもなく、ジョコビッチ自身がセルビアの苦難を体現する存在です。

1999年にベオグラードが77日間連続で空爆されたとき、彼自身も防空壕で長い時間

を過ごし、毎日場所を変えて練習を続けました。そんなときでも誇りと笑いを失わないのがセルビア人の特性です。

大洪水が発生したとき、先ほど申しあげた偏見が今も残るせいか、BBCやCNNなどの西側メディアはどこもセルビアの苦しみを伝えませんでした。そんなとき、「なぜ私の国が困っているのを報道してくれないのだ」と各放送局に自ら訴えたのがジョコビッチでした。世界的プレーヤーである彼の尽力によって、ようやくセルビアの苦しみが世界に伝えられるようになったのです。

私がタカ大丸さんと初めて出会ったのも2014年6月、まさに洪水被害の最中、セルビアに先が見えない時期のことです。このような事情を知った彼はセルビアのために何かしたいと私に連絡をくれ、共同でW杯のパブリックビューイングを行なうことになりました。W杯の日本対コートジボワール戦で私の解説をつけてのパブリックビューイングを行ない、その売上げの全額をセルビア大使館経由で被災者の皆様に寄付できました。

私自身がジョコビッチの言動に大きな感銘を受けたのは、同年ローマで行なわれた大会のことです。例によって圧倒的強さを発揮して優勝したジョコビッチは、テレビカメラの前でサインを求められました。そのとき書き加えた言葉は、「Support Serbia and Bosnia」（セルビアとボスニアを支えてほしい）でした。

たしかに、かつてセルビアとボスニア・ヘルツェゴビナは同じ国でした。しかし、その後血で血を洗う悲惨な戦いを経験し、要はケンカ別れをしてしまったもう関係のない他人です。それでもジョコビッチは同じ洪水に苦しむボスニアの人たちのことも忘れていなかったのです。ここが人間ノバク・ジョコビッチの大きさだと私は思います。

もう一つ素晴らしいのは、ジョコビッチは幼い時から人間性がまったく変わっていないということです。

最近、彼の幼なじみであるサッカー選手——それほど有名ではないのですが——が結婚式を挙げました。するとジョコビッチは彼のベストマン（介添人）を務め、一緒にオープンカーに乗ってベオグラード市内を回り、大騒ぎになりました。こういう人柄ですから、セルビアでは文字どおり大統領以上の人気があり、悪く言う人はいません。

昨年夏に私がセルビアへ帰国した際に、彼の家族が始めたグルテンフリーのレストラン「ノバク」に立ち寄ってきました。ドナウ川の目の前という抜群の立地でテニスコートとスパを完備しつつ、彼の人生を大きく変えたグルテンフリーの食事を、手ごろな価格で提供しています。

今や、彼の物語は米国の教科書にも載るようになりました。たかだか15年前に敵だった国でそのような現象が起きるのは、ジョコビッチの人柄です。彼のおかげで、全世界的にどれほどセルビアの印象が変わったか、その功績は計り知れません。

私は人生のほぼすべてをサッカーに捧げてきましたが、その目から見てもテニスは非常に過酷な競技です。サッカーは一試合90分、週に最高2試合程度ですが、テニスは男子の場合、3~4時間続くこともよくあり、しかも一日おきに次の試合があります。そして時差ボケに悩まされながら文字どおり全世界を毎週のように転戦しなければなりません。サッカーは11人が一丸となって戦いますが、テニスはたった一人です。シーズンも1月から11月まで続き、オフが1カ月しかありません。

これほどタフな競技において圧倒的強さを誇るジョコビッチですが、決して生まれつき強さを備えていたわけではありません。若い頃は何度も試合中の発作に悩まされ、実力を発揮できない時期が長く続きました。しかし、一人の奇妙なセルビア人医師との出会いから原因が特定され、ほんの少し食事を見直しただけで彼のテニス人生、いや人生そのものが大きく開けていったのです。

そんな私たちの英雄の物語は、きっと日本の皆様のお役にも立てると確信しています。

ストラヴコ・ゼムノヴィッチ

(清水エスパルス元監督

2001年、第81回天皇杯優勝)

ジョコビッチの生まれ変わる食事［新装版］

あなたの人生を激変させる
14日間プログラム

ノバク・ジョコビッチ 著
タカ大丸 訳

Novak Djokovic
Serve To Win
The 14-Day Gluten-free Plan
for Physical and Mental Excellence

扶桑社

私たちは得るもので生活するが、与えるものによって人生を形作る

——ウィンストン・チャーチル

ジョコビッチの生まれ変わる食事◉もくじ

装幀◉原田恵都子（Harada + Harada）
カバー写真◉ ©Richard Phibbs

序文

ピーク・ヒューマン・パフォーマンス（人類が行ないうる最高のパフォーマンス）――これぞノバク・ジョコビッチがテニス界において勝ち取ったものである。

この次元に達することができる者はどの世界においてもほんの一握りだけで、そこには途方もない才能と勇気、断固とした決意――そしてあらゆる邪魔な要素の排除――のどれ一つも欠くことができない。

それは量子力学からコンピューター・プログラミング、そしてテニスに至るまであらゆる人間の挑戦に欠かせないものである。ほとんどの人々にとって、ピーク・パフォーマンスの獲得は非常に困難なものであり、人体と精神が秘める最高の可能性を引き出すには幾多の肉体的そして感情的な障壁を乗り越えなければならないのだ。

ノバク・ジョコビッチは、わずかな可能性を手繰り寄せてそんな障壁を乗り越えた、テニス史上に残るほど稀な人間である。そもそも彼はまったくと言っていいほどテニスの人気がない国・セルビアで練習と経験を重ねてきた。そしてコソボ戦争により空爆が続いた故郷のベオグラードで厳しい練習を続け、家族とともに数カ月にわたり避難用シェルターで空爆をしのいだ。そのような困難をもクリアしてきたこの王者はさらなる強敵に倒されるところだった。問題は小麦だったのだ。

2010年全豪オープン準々決勝の対ジョー・ウィルフリード・ツォンガ戦において、ジョコビッチに異変が起きていることはだれの目にも明らかだった。ミスショットがあり、1000分の1秒のタイミングのずれがあり、難しいリターンの際に苦悶の表情を浮かべ、第4セット中には明らかな腹痛により倒れ込み、メディカルタイムアウト（医師またはトレーナーによる処置の時間）をとっていた。結果は、数時間の激闘の後の敗北だった。

その後、2012年全豪オープン決勝の対ラファエル・ナダル戦は正反対だった。ジョコビッチの動きはなめらかで、自信に満ちあふれ、試合を完全に支配していた。端的に言って、見事だった。どうして、これほど変貌することができたのか？

答えは単純だ。ジョコビッチは心理的・肉体的に「ピーク・パフォーマンス」に達するために、世間一般のあらゆる栄養士が勧めることと正反対のことをした。彼は食事から一般的には健康的とされる全粒穀物を排除したのだ。

その結果、彼は2011年に3つのグランドスラム大会（全豪・ウィンブルドン・全米オープン）を制し、12カ月間で51戦中50勝という圧倒的な記録を挙げ、男子ランキング世界1位に躍り出た。この年の活躍は他の一流選手たちを驚嘆させるに十分なもので、あのラファエル・ナダルに「今まで見た中で最高レベルのテニスだ」と言わしめたのだ。

人類の歴史においてもっとも普遍的ともいえる食料――小麦は、あらゆる加工食品に使われている――を取り除くことが、どうしてアスリートの新境地を拓くことにつながり、アスリートが秘めているポテンシャルを最高レベルまで発揮させることにつながるのか？

これぞ、私がここ数年を費やして研究している問いである。なぜ、あらゆる遺伝学者や農業ビジネス関係者にとって欠かせない現代の小麦が、精神・肉体の両面で、才能や実力を発揮する妨げになることがありうるのか？

この問いの答えが、私にも少しずつ見えてきた。小麦は消化機能を劣化させることがあり、胃酸逆流から潰瘍性大腸炎、その他の腹部機能不全を引き起こすことがあるのだ。またさまざまな炎症（典型的なものは腹痛や張り）、自己免疫性症状（リューマチ神経痛や、慢性甲状腺炎〈別名：橋本病〉）を引き起こすこともありえる。さらに悪いことに、パラノイアや統合失調症といった精神疾患、そして行動障害や自閉症の子どもの学習障害をさらに悪化させることさえある。そして特有の食欲増進作用により腹部を中心とした肥満を促し、毎日何時間も練習を積んでいるアスリートにさえ体重増を引き起こしてしまう。

競技の最中にこのような症状を引き起こすと、思考に「霧」が発生し、他にも疲労やホルモン不全を作り出すため、どんな優れたアスリートでも肉体・感情面で激しい変調に襲われ、可能性を閉ざしてしまうのだ。

まさに、これが2010年の対ツォンガ戦においてジョコビッチ選手に発生した事態だった。それゆえ彼は勝てるはずの試合を落とすことになった。

プロテニス選手の娘を持つ父親として、私はテニス界の頂点にたどり着くまでの道のりにどれほどの時間と努力が必要なのかをだれよりも知っている。肉体と精神の状態を最高に持っていくために、どれほどのハードルを乗り越えなければならないのか、そしてたった一つの食材の間違いがどれほどアスリートの行く末を阻んでしまうか。

小麦を食べるというのはだれにとっても日常のことで、それはプロスポーツ界のアスリートも例外ではない。ところが、小麦こそがパフォーマンスを鈍らせ、精神的集中を削ぎ、世界王者さえも屈してしまうほどの障壁となりうるのだ。

今やスポーツ界のパフォーマンスにも新時代が来ている。そして、私たちすべての人生においても大きな変化をもたらす新時代が来ている。「もっと健康的な全粒穀物を摂取しましょう」という社会通念を拒否する時代が来たのだ。

ジョコビッチ選手の経験は、私自身が食事から小麦を排除するという指導を行なった何百人、何千人、いや数百万人の結果と見事に合致する。彼らもまた健康と生活上のパフォーマンスに著しい向上がもたらされている。

私は、世界的に有名で、ファンたちの絶大な信用を勝ち得ているノバク・ジョコビッチのような人物がこのテーマについて発言してくれて、たゆまぬ努力と食生活で人間はこれまで以上の結果を出せるという最高の実例を披露してくれたことを心より嬉しく思っている。

ウイリアム・デイビス（医学博士）

序章　私を生まれ変わらせた食事
――わずか18カ月でドン底から世界王者へ

呪い――予告もなしに私の力を奪う謎の力

あっという間に頂点へたどり着いたのと同じように、私はドン底も味わった。

当時の私は19歳で、戦争によって切り裂かれた国から突如プロテニスの世界に飛び込んできた無名の小僧だった。ちょうど9連勝中で、2006年クロアチアオープン決勝ラウンドでリードを奪っていた。スタジアムの観衆は私の味方だった。私のチームも応援に力が入っていた。

しかし、声援は私の耳には届かなかった。聞こえるのは頭の中で響く不気味な音だけで、感じられるのは痛みだけだった。何かが鼻をつまんでふさいでいるようで、私の胸は締め付けられ、足にコンクリートを流し込まれたようだった。

私はネットの向こう側にいる対戦相手のスタニスラス・ワウリンカを見た。そして母が座っているスタンドを見上げた。突如重力が私にのしかかって、仰向けに赤土のコートに押し倒し、私はクロアチアの青空を見ながら、胸のうずきを感じていた。あの呪い――予告もなしに私の力を奪う謎の力――がまた襲いかかってきたのだ。

どれほど懸命に息を吸い込もうとしても、肺に空気が入ってこない。

父スルジャンは医師とともにコートに駆け出してきて、私を抱えてコートサイドのイスに座らせてくれた。私はスタンドですすり泣いている母を見上げていた。もう自分にはわかっていた。この大会は終わった。そして同時に、人生のすべてを捧げて追いかけてきた夢も終わったのだ。

アレルギーか、喘息か、調整不足か?

ほとんどの人は、人生で何をしたいのかを6歳で決めることはないだろう。でも、私は決めていた。13年前、セルビアの山岳地帯にあるコパオニクという街で両親がやっていたピザ屋の小さなリビングルームで、私はピート・サンプラスがウィンブルドンで優勝する姿を見て、心に誓ったのだ。「いつの日か、あそこで優勝するのはボクなんだ」と。

それまで、テニスなど一度もしたことはなかった。知人の中にもテニス経験者はいなかった。セルビアにおいて、テニスとは、まあフェンシングのように全然人気がないスポーツだった。そして、光り輝くロンドンの街は、私の家族が暮らすちっぽけなリゾート街とはあまりにもかけ離れた場所だった。

だが、まさにあの瞬間に、私は自分が他の何よりもほしいものを悟ったのだ。それは、頭上にウィンブルドン大会優勝カップをかかげ、観衆の歓声を浴び、世界一の選手になった瞬間を味わうことだ。

4歳のときに、両親は虹色の小型ラケットとボールを買ってくれて、以来私は毎日何時間も飽きることなくレストランの壁にボールを打ち続けて遊んでいた。だがサンプラスのプレーを見たあの瞬間から、私にはわかっていた。

その後13年間にわたり、人生のすべてをこのゴールのために捧げ、家族もまた途方もない犠牲を払ってくれた。当初から応援し続けていてくれる友人、トレーナー、コーチ、ファン、そんな人たちが一つになって私が生涯の夢に近づけるよう支えてくれた。

だが、私の中で何かが壊れ、体をおかしくしていた。これを「アレルギー」と呼ぶ人もいれば、「喘息《ぜんそく》」と呼ぶ人もいるし、「単なる調整不足」と切って捨てる人もいた。だがこの状態をどう呼ぶにせよ、対処法はだれも知らなかった。

じつは、私が大舞台でこのように倒れてしまったのは初めてではなかった。この1年前に、当時世界ランキング153位だった私は、初出場だった全仏オープンで第8シードのギジェルモ・コリアから第1セットを奪った。だが第3セットに、足が石のように固まってしまい、呼吸もできなくなり、棄権せざるをえなかった。

「間違いなく、あいつは疲れが出たんだ」。試合後にコリアが発言した。「体調管理ができていれば、こんな暑い日でも長い試合を乗り切れるはずだ」。

さらにこの3カ月後、私にとって初めての全米オープンでガエル・モンフィスと対戦したのだが、文字どおり私はコートに昏倒してしまった。まるで蒸し暑い海岸に打ち上げられたクジラのように無様に倒れ込み、呼吸に四苦八苦しながらトレーナーの到着を待つしかなかった。

4回にわたる屈辱的なタイムアウトののち、辛うじて試合に勝つことはできたものの、私は猛烈なブーイングにさらされ、私の体調は大会中格好のネタになった。

「あいつ、何か変えたほうがいいな」。モンフィスはそう言っていた。

夢にたどり着くために足りない何か

私もいろいろ試した。今日のプロテニス界においては、技術やフィジカル、あるいは思考をほんの少し変えただけで大きな結果の違いが現れる。私は毎日朝と午後に練習をして、ウェイトトレーニングもして、一日も欠かすことなく毎日バイクをこぎ、走り込みを続けていた。それなのに体調不良なんて、どう考えてもおかしかった。

トレーナーも替えて、新しい練習メニューも試した。この呪いから逃れるためにはテクニックの向上しかないとコーチも替えた。もっと呼吸ができるようにと鼻の手術も受けた。そういった変化は多少の助けにはなった。シーズンごとに、少しずつ結果がよくなった。

2007年には、世界ランキングの頂点に上り詰めて以来のロジャー・フェデラーとラファエル・ナダルの両者を下した2人目の選手になった。

それでも、私が夢に向かって大きく一歩を踏み出すたびに、私の腰まわりにロープが巻きついていて、引っ張られているような感覚に襲われていた。

プロテニスの世界は一年のうち11カ月にわたりシーズンが続き、一定の成績を残すためには次の試合に向けて一刻も早く回復することが求められている。

それなのに私は、一回優勝したら、次の試合で突然倒れてしまう。せっかく厳しい戦いを勝ち抜いたのに、次のラウンドの最中にまた棄権してしまうという繰り返しだった。

私の問題はフィジカルではなく、メンタルだったのではないか。私はさまざまな薬も試し、その後ヨガをして、少しでも思考に平静をもたらそうとした。

私の練習は執念に近いものになっていた。一日14時間、一日も休むことなくメンタルとフィジカルの向上のために何かをしていたのだ。そして私は世界ランキングトップ10に加わるようになった。

第二集団でもがくだけの存在

だが私の夢は、上位の一人になることではなかった。世界最高といえる存在が2人いた。フェデラーとナダルだ。そしてこの2人からすれば、私など、たまに出てきて、少し苦しくなるとすぐ棄権してしまう〝雑魚〟にすぎなかった。この2人こそ本物のエリートだ。私はまだ第二集団の中でもがくだけの存在だった。

2008年1月に、私は全豪オープンで初のグランドスラム優勝を果たした。これが転換点となった。しかし、この1年後に対アンディ・ロディック戦でまたも私は棄権に追い込まれた。タイトルを防衛すべき王者であるはずの私が棄権とは、どういうことか？　いったい、私の何が問題なのか？

「さあな。けいれんか、鳥インフルエンザか、化学テロの炭疽菌《アンスラックス》か、ＳＡＲＳか、よくある風邪のどれかじゃないのか」と、ロディックがしょっちゅう発病して棄権する私を嘲《あざけ》った。あの物静かで紳士的なフェデラーでさえ、報道陣の前で私のことをこき下ろした。「あいつはマンガみたいなものだ。あんなに怪我ばっかりしてるんだからさ」。

２００９年の終わりに、私はキャンプ地をペルシャ湾岸にある灼熱のアブダビに移してまで、翌年メルボルン開催となる全豪オープンに対処できるよう努めた。ここまで自分を追い込んだのだから、今度こそはいけるはずだ。

そして、当初はすべてうまくいったように見えた。２０１０年1月27日までに、私は難なく対戦相手を下し、全豪オープンで準々決勝まで進んでいた。準々決勝の対戦相手は世界ランキング10位のジョー・ウィルフリード・ツォンガだった。当時の私は世界ランキング3位だった。ちょうどこの2年前、21歳だった私はまさにこの同じコートで彼を下し、初めてのグランドスラム制覇を果たしていた。あのときと同じようにできればそれでいい。それ以上は必要なかった。

試合中に別人になってしまった私

ツォンガは筋肉だけで作り上げたかのような体重90キロの肉体を誇るテニス界屈指の巨体で、サーブは時速225キロに達していた。体重をかけたリターンの球質は重く、スピードとトップスピンがかかっていて、ラケットが手から叩き落とされそうになる。それほどの肉体にもかかわらず、コート内での動きは俊敏そのものだ。

この日、黄色のTシャツを着た彼は、まるで照ることを決してやめない太陽のようだった。結局、第1セットは観客の興奮を呼び覚ますタイブレークの後に7‐6で彼がとった。

だが第2セットに入ってから、執念にも似た私の準備がついに実を結んできた。7‐6でこのセットをとった私は次第に試合を支配していき、ベースライン付近で相手を走り回らせた。シングルスのコートは横幅が8・23メートルで、私は他のだれよりもこの距離をカバーできていた。

そして第3セットは6‐1で、簡単にとった。もはや完全に相手を抑えた。

しかし、またあれが起きてしまった。第4セットでツォンガが1‐0とリードしているときに、またも目に見えない力が私を襲ってきた。息ができない。相手が次のゲームをとったとき、何かがノドにこみ上げてきた。主審にトイレ休憩を懇願した。私は自分の醜態を相手に見せたくなかった。

私はロッカールームに駆け込み、トイレへ飛び込み、ひざまずいた。便器を両手でつかみ、すべて吐き出してしまいそうになった。

その後、コートに戻ったとき、私は完全な別人になってしまっていた。

ツォンガは私の体に異変があったことに気づいており、まるでおもちゃのように私をコートのあらゆる方向に揺さぶってきた。観客も彼の側についてしまい、サーブはさらに速く、重く感じられた。同時に、私の動きは遅くなり、力は弱くなってしまっていた。何度となく、彼のショットにより私の足は青い人工芝にくぎ付けにされてしまった。もはや動くことすらできなかった。第4セットは6 - 3であちらがとった。

第5セットが始まるまでに、この試合がどうなるかはだれの目にも明らかになっていた。0 - 40で、ツォンガが3 - 1とリード、ここで私はプロ生活で最悪の瞬間を迎えた。あらゆる意味で極限まで追いつめられたブレークポイントだった。

相手のバランスを崩し、試合の流れを取り戻すためにも、私は何としても完璧なサーブを打ち込む必要があった。今まで何千本ものサーブを打ち込んできたが、もう一度反撃するためには、ここで人生最高のサーブを打ち込むしかないのだ。

ポン、ポンと2度ボールを突く。そして空中にトスを上げた。思いきり体を伸ばしてボールに力を伝えようとしたが、胸全体が強く締め付けられた。私が振っているのはテニスのラケットではなく、北欧神話に出てくる神・トールのハンマーであるかのようだった。

私の体はもはや用をなさなかった。

「フォルト」

思考も止まってしまった。ポン、ポン、そしてサーブ。

「ダブルフォルト」

「ゲーム、ツォンガ」

試合終了は死刑のようにあっという間に訪れた。コートの中央で握手を交わした後、ツォンガは踊り、飛び跳ねながら観衆を煽《あお》り、自らのパワーとエネルギーを誇示していたのに対し、私は抜け殻になっていた。これまで17年間、一日も休むことなく猛練習を重ねてきたのに、それでも世界最高レベルの選手と肉体面・精神面で一試合を通して張り合うことができないのだ。

私には技術もあったし、才能も気力もあった。心身を鍛えるためにあらゆる練習も試したし、世界最高の医師たちの指導も受けてきた。だが、そんな私の行く手を阻んでいたものは、まったく予想もしていないものだった。私の練習・トレーニングは間違っていなかった。

だが、食事が完全に間違っていたのだ。

私の人生を一変させた食事とは？

私にとって、プロ生活で最低の瞬間が、2010年1月27日のあのダブルフォルトだった。しかし、2011年7月までに——あれからわずか18カ月後である——私はまったくの別人になっていた。

体重が約5キロ落ち、かつてなく強靭《きょうじん》になり、子ども時代から振り返っても一番の健康体になった。そして生涯の目標だった2つのゴールに到達した。ウィンブルドン優勝と、世界ランキング1位だ。最後に、ラファエル・ナダルのギリギリのバックハンドの行く末を確かめて、ウィンブルドンカップに手が届いたとき、私はまだ何もなくて不可能な夢を見ていた6歳の目でそのシーンを見ていた。

私はグラウンドに倒れ込み、思いきり腕を天に突き上げた。そしてかがみこんだ私はウィンブルドンの芝を少し引き抜き、食べた。

そこには汗の味がしみ込んでいた。私の汗だ。それまで味わったことがない甘い味が口に広がった。

わずか18カ月で、私をただの「そこそこいい選手」から「世界最高の選手」に生まれ変わらせたのは、新しいトレーニングプログラムではなかった。私の無駄な体重を落とし、集中力を高め、生まれてこのかた最高の健康状態を作り出してくれたのは新しいラケットでも、新しい練習でも、新しいコーチでも、新しいスタイルのサーブでもなかった。それは、新しい食事だった。私の人生が大きく変わったのは、体に合った正しい食事を始め、体が求めるとおりに従ったからだ。

新しい食事にしてから最初の3カ月で、体重は82キロから78キロまで落ちた。家族と友人がやせすぎではないかと心配するほどだった。だが体のキレがよくなり、神経はさらに研ぎ澄まされ、かつてないほど活力がみなぎるようになっていた。

さらに動きが速くなり、柔軟性も増し、他の選手ならラケットが届かないボールにも届くようになり、かつ強さも増し、精神面の集中力も今までになくしっかりしてきた。疲れを感じることも、息切れすることもなくなった。アレルギー症状も消えた。喘息も出なくなった。今まであった恐怖や疑念はすべて自信と置き換えられた。もう3年近くひどい風邪やインフルエンザにかかったこともない。

一部のスポーツライターは私の2011年のシーズンを「プロテニス史上最高の一年」

と呼んだ。タイトルを10個獲得し、グランドスラムで3勝、そして43連勝だ。そのために変えたのはただ一つ、食事だけだったのだ。

私が一番驚かされたのは、わずかな変化なのに、もたらす結果があまりにも劇的だったということだった。私はただ、グルテン（小麦に含まれているタンパク質）を数日間排除しただけなのに、私の肉体はすぐに良い方向に向かったのだ。心身ともに軽くなり、速くなり、クリアになった。

2週間後、私は人生が大きく変わったことを実感した。その後さらにいくつかの要素（砂糖を減らし、乳製品を除いた）を付け加えたが、毎朝目覚めたその瞬間に、かつての自分、幼少時代の私とは全然違うことが感じられた。ベッドから跳びだせるようになり、その後の一日が楽しみになった。そして、私が学んだこの素晴らしい内容を、せっかくだから皆さんと分かち合わねばならないと考えるようになった。

“最高の食事”とは何か、を知るための術

本書はプロのアスリートのためのものではない。体の状態や健康を向上させるうえで、もちろんプロテニス選手だけに役立つ本でもない。

実際、ここで私がお話しする内容は厳密な意味で「食事」の話ではない。そんなことを言ったら、読者は私が食べろと言ったものをそのまま食べるしかなくなってしまうではないか。まったく筋が通っていない。

ほとんどのダイエットプログラムでは、相手が27歳のテニス選手でも、35歳の二児の母親でも、50歳の副社長でも、同じ物を「食べなければならない」と指導する。バカげた話だ。

「…しなければならない」(Must)という言葉自体がおかしいのだ。あなたの肉体は私の肉体とはまったく違う代物だ。指紋を見ればわかるだろう。一人ひとりが違い、同じ人は世界のどこにもいないのだ。つまり、あなたの肉体も全世界の他の人たちとまったく違う。だから、私にとって最高の食事を、あなたにとってもらいたいわけではない。ただ、あなたにとって最高の食事が何かを知るための術《すべ》を伝えたいだけなのだ。

炎症を引き起こす食事

もしあなたが体型維持や体重管理、基礎体力向上のために運動を続けているなら、否応なくその難しさに気づいているはずだ。

私がその生きた証だ。テニスを始めて以来、私はほとんど毎日3時間から5時間にわたりテニスをプレーしていた。一年で最高97試合も世界最高レベルの選手と試合で戦った。プレーしない日でも、コートで一日3時間以上を練習に費やし、90分間のウェイトトレーニングをこなし、ヨガや太極拳も取り入れ、さらに余力があればランニングやバイク漕ぎ、カヤックまでやっていた。

これだけ練習を積んでいても、まだ私の動きは鈍く、好不調の波があり、わずかながら体重過多だった。

要は、もしあなたが運動だけで今ある問題を解決しようとしているのであれば、考え直したほうがいいということだ。私は一日5時間、毎日休みもなく猛練習をしていたのに、それでも万全の体調ではなかった。私に4キロ余計な体重がついていたのは、運動不足だったからとでも言うのか？　そんなはずがない。

私の体が重くて、動きが鈍くて疲れやすかったのは、ふつうの人とほとんど同じような食生活をしていたからだ。私はまさにセルビア人のように（またアメリカ人のように）ピザやパスタ、パンなどのイタリア料理を、少なくとも一日数回は肉料理と一緒に口にしていた。そして試合中もこれでエネルギー補給になると信じて甘いスナックバーやその他の糖分が含まれた食べ物を口にして、これだけ練習しているのだからと近くのトレイにあるクッキーまで存分に食べていた。

だが、当時の私が気づいていなかったのは、こういう食べ方をしていると体内に炎症という症状を引き起こしてしまうことだった。要は、体が受け付けない食べ物を口にしていると、体は鼻づまり、関節痛、内臓のけいれんといった形で信号を送ってくる。医師によると、私の体に発生した喘息から関節炎、心臓病やアルツハイマー病に至るまで、すべてある種の炎症なのだという。

たとえば、あなたが金づちで釘を材木に打ち込もうとして、間違って親指を叩いてしまったとする。当然、痛むはずだ。そして親指は腫れ上がり、真っ赤になって熱を帯びてくる。これが炎症だ。体が受け付けない食べ物を口にしたとき、このように目には見えないわけだが同じことが体内で起きている。私が全豪オープンで体調を崩したときは、自らを傷つけていると肉体から信号が送られていたということなのだ。

人生のすべてを大きく変えるマジック

私はそんな体内の声に耳を傾けなければならないと学んだ。

そして、一度学ぶと、すべてが好転した。単にテニスのキャリアがという話ではない。

人生のすべてが大きく変わったのだ。まるでマジックのようだった。だがこれは難しい話ではなく、単に自分に合う食べ物を求めて食材を試し、この知識を日々の食事に持ち込んだだけなのだ。

端的に言うと、こういうことだ。私はどの食材が炎症を引き起こし、どの食材が合っているのかを確認した。方法はこれから説明する（第4章参照）。そして正しい食べ物が何か、いつ食べればよいのか、そしてどうすれば効果を最大にできるのかが判明すると、今後の肉体改造・人生好転の設計図ができあがるというわけだ。

方法は簡単だ。まず2週間、食事からグルテンを排除する（のちにお読みいただくが、あなたが思っているよりも簡単だ）。その後、2週間にわたり余計な糖分と乳製品を取り除き、体がどう反応するのか見るだけだ（爽快な気分になるはずだ）。

だが食べる物を変えてそれで終わりではない。その後食べ方を変えることを学ぶのだ。肉体のニーズに応じ、求めている物を求められているときに与えるようにするのだ。そうすると、正しい食事とストレス制御のテクニックを組み合わせることにより、肉体と思考の機能が著しく向上することがわかる。以前よりもリラックスできて、集中力も高まり、人生全体を自分でコントロールできるようになる。

事実、私がこの本を書こうと思ったのは、私ならあなたの肉体だけでなく人生すべてを変えられる——それもたったの14日間で——と知っていたからだ。

今までよりも朝の目覚めがよくなるし、エネルギーが高まり、外見にも違いが出てくるようになる。まもなく自分の体の声に耳を傾けられるようになり、求めに従い、何を避けるべきかがわかるようになる。

誤解のないよう申しあげておくが、あなたの肉体は私の肉体とは違う反応を示すはずだ。われわれは一人ひとり皆違う。——先ほども言ったように、一人ひとり指紋は違うではないか——。だが、一番大切なのは、まず耳を傾けることだ。

間違った食事をしていた男

2010年1月のあの日、テニス解説者たちは、私に何が起きたのかを理解したつもりでいた。「また喘息の発作が出たんだよ」。そう言っていた。実際、ダブルフォルトをして呼吸がまともにできなかったとき、私自身、その原因が何なのか知ることはできなかった。

13歳の頃から、私にはいつも鼻づまりがあり、特に夜はひどくなっていた。いつもふらふらの状態で目が覚め、調子が良くなるまで長い時間が必要だった。いつも疲れていて、一日3回練習しているにもかかわらず体の筋肉が張っていた。

私にはアレルギーもあり、湿度が高い日や花が満開の時期には症状がさらにひどくなった。それでも、私の症状は説明がつかなかった。喘息の症状は、ふつう体を動かし始めた途端に出てくる。試合開始後3時間、何も出てこないのはおかしい。

ツアーに参加する他の選手と同じくらい練習しているこの私が調整不足ということはありえない。にもかかわらず、大舞台で世界最高の選手たちと対戦すると、最初の数セットはいい勝負ができるのに、突然倒れてしまう。

私の症状は杞憂《きゆう》ではなかったし、単なる喘息でもなかったし、強い相手に萎縮するという話でもなかった。私は、間違った食事をしていた男だったのだ。そして私の人生は大きく変わろうとしていた。

1万4000キロの遠方より下された驚くべき診断

あのプロ生活最低の瞬間が、じつは一番幸運な瞬間になると、だれがわかっただろう？

偶然、私の祖国であるセルビア出身の栄養学者、イゴール・セトジェヴィッチ博士が、キプロスの自宅でテレビをザッピングしていたとき、たまたま全豪オープンの私の試合中継が放送されていた。彼はテニスファンでも何でもなかったが、夫人がテニス好きで、しばらく一緒に試合を見ようと言ってくれたらしい。そして夫妻は私が倒れる姿を見た。

博士は、原因が喘息ではないとすぐに見抜いた。私について他の何かがおかしいと見ていた。彼の推測では食べ物が問題だということだった。

もっと具体的に言うと、私の呼吸困難は、体内の消化システムの不均衡が原因で、それにより腸内で毒物が発生しているというのだ。これが、1万4000キロ離れた場所から下された驚くべき診断だった。

セトジェヴィッチ博士と私の父には共通の友人がいた。——つまるところ、セルビアは小国なのだ——。そしてあの全豪の屈辱から6カ月後に、私たちはクロアチアで開催されたデビスカップ中に対面することになった。そしてセトジェヴィッチ博士はその場で、この食物に対する過敏症は、単に私の肉体的ダウンを引き起こしているだけでなく、心理状態にも同じく悪影響をもたらしていると断言した。そして、今後のために、私の肉体に合う独自の食事に関する指導要項を作ってくれるという。博士はまず、私の今までの食事の様子について聞き、睡眠について聞き、生活について聞き、そしてどのように今まで成長してきたのかを尋ねてきた。

セルビア人の同胞として、セトジェヴィッチ博士は他のだれよりも私の幼少期のことをよく理解してくれていた。かつて家族が何を持っていて、何を失って、どのような苦難を乗り越えなければならなかったのかを知っていた。セルビアで育った私のような少年がプロテニス選手になる？　そんなことは、どんなに条件が揃っていたとしても考えにくい事態だった。

そして、空から爆弾が降るようになり、可能性はさらに小さくなっていたのだ。

第1章　バックハンドと防空壕
——すべてのプロテニス選手が富裕層のカントリークラブから出てくるわけではない

突然の空爆

爆音が私のベッドを揺らし、ガラスが砕ける音があちこちから聞こえてくる。目を開けてみるが、何も変わり映えはしない。アパート全体が漆黒の闇に包まれていた。

さらに爆発音が響き、そこに空襲警報のサイレンが加わり、喧騒に包まれた夜がさらに叫び声によって音量を上げていた。

まるで、私たちが雪だるまの中で暮らしていて、だれかがこの玉を地面に投げつけているかのような感覚だった。

「ノール！　ノール！」。父が、生まれたときから家族が使っているニックネームで私を呼んでいる。「お前の弟たちはどうした！」。母は爆音でベッドから飛び出し、そこで足を滑らせ、後頭部から転倒し、暖房器具で頭を打った。父は、母が意識を取り戻すよう手当てをしている。だが、私の兄弟はどこへ行ってしまったのか？

弟のマルコは8歳、ジョルディエは4歳だった。NATO軍が故郷のベオグラード空爆を開始して以来、私は11歳にして、長男として弟たちの安全の責任を負う立場だった。

私たちにとって、空爆はサプライズのようなものだった。私が幼い頃のセルビアはまだ共産党独裁体制下にあり、ニュースが一般人に広がることはほとんどなかった。NATOが攻撃開始するかもしれないという噂は流れていたが、だれも確かなことは知らなかった。政府は空爆に対する準備を始めていたのだが、われわれは暗闇に置かれたままだった。

それでも噂は広がっており、他の大多数のベオグラード在住の家族たちと同じく、私たちの家族にも計画があった。家から300メートル離れたところで、おばの家族が防空壕付きのビルに暮らしていたのだ。もしここにたどり着くことさえできれば、私たちは無事ということだ。

またも不気味な音が頭越しに聞こえてきて、もう一つの爆発音が私たちの家に響いてくる。母は意識を取り戻し、私たちは転がるようにして階段を駆け下り、街灯がついていない真っ暗なベオグラードの通りに出た。街は完全な暗闇に包まれており、空襲警報のサイレンが鳴り響く中、私たちはお互いがほとんど見えず、声を聞くこともできなかった。両親は弟たちを腕の中に抱えて走っており、私はその後ろを追いかけていた。

私の足に何かが当たり、自分の影に向かって前のめりに転んでしまった。私は顔から道路に突っ込み、思いきり手と膝を擦りむいた。冷たいコンクリートに横たわり、突如私は一人ぼっちになった。

「ママ！　パパ！」

私は思いきり叫んだが、二人に私の声は聞こえなかった。家族の姿がだんだんと小さくか細くなり、夜の闇に消えていった。

そのときだった。私の後ろから、まるで大型除雪ショベルカーで氷を掻き出すときのような空を切り裂く音が聞こえた。私は地面に倒れたまま、振り返って自宅を見た。

私たちが住んでいた家の屋根の上を飛んでいたのは灰色の鋼鉄でできたＦ‐１１７空爆機の３機編隊だった。私の真上で灰色の鉄でできた腹部を開き、２本のレーザーに誘導されたミサイルが私の家族、友人、隣人――つまりそれまでの私が知るすべてを標的にして撃たれるのを恐怖の眼差しで見ていた。

その次の瞬間の出来事は今も忘れることができない。今日でも、あのときの爆音が耳に蘇り、恐怖に襲われるくらいだ。

予想もしていなかった出来事

NATO軍の空爆が始まるまで、私の幼少時代はまるで奇跡のように素晴らしかった。だれにとっても幼少時代は奇跡のようなものだが、私は特に恵まれていた。あのピート・サンプラスが勝つ姿を見て、彼の足跡を追いかけると決めることができた。

さらに恵まれていたのは、この同じ年に予想もしていなかった出来事があったということだ。小規模な山岳リゾートの街・コパオニクで、私の両親が「レッドブルピザパーラー」を経営していたが、その通りのすぐ向かい側に政府がテニスアカデミー設立を決めたのだ。

コパオニクはスキー場がある街で、夏になるとベオグラードの酷暑を逃れるためにいつも家族で過ごしていた。

私の家族はスポーツ一家だった。父はスキー選手で、サッカーも大好きだった。

だが、あの平坦な緑の芝生はまったく見慣れない代物だった。前にも言ったが、私の知人はだれ一人テニスをしたことがなく、だれ一人としてテニスの試合を見たこともなかった。テニスはセルビア人が関心を寄せるスポーツではなかった。

だからこそ、テニスコートができるということ自体が画期的だった。しかも、私が毎年夏を過ごす場所の通りをすぐ挟んだところにテニスコートが作られるというのは何らかの天の配剤としか思えない。

テニスのクラスが始まると、私はフェンス近くに立ってかぶりつき、生徒たちがプレーする姿を何時間も見つめていた。そこには、私を捉えて離さないリズムと秩序があった。

何日間も見つめていたら、ついに一人の女性が私のところに歩いてきた。彼女の名前はエレナ・ゲンチッチで、このアカデミーの講師だった。彼女自身元プロテニス選手で、モニカ・セレシュの指導に当たったこともあるという。

「これ、何かわかる？　やってみたい？」。そう聞いてくれた。「明日、ここにいらっしゃい」。

次の日、私はテニスのバッグを担いでそこに向かった。中には、プロテニス選手に必要な道具がすべて揃っていた。ラケット、水のボトル、タオル、替えのシャツ、それからボールが手際よくまとめられていた。

「だれがこんなふうに入れてくれたの？」。エレナが聞いてきた。

幼かった私は侮辱されたと思った。「ボクだよ」。6歳なりのプライドをすべて込めて答えた。

モニカ・セレシュ以来の「ゴールデン・チャイルド」

わずか数日のうちに、エレナは私のことを「ゴールデン・チャイルド」と呼ぶようになった。そして両親に対して「この子は今まで私が見た中でもモニカ・セレシュ以来の才能を持っていますよ」と語り、私を成長させることをミッションとして自らに課すようになった。

毎日学校が終わると、私は他の同級生たちとの遊びの約束を無視して、練習に向かうために大急ぎで家に帰った。毎日、私は何百本ものフォアハンド、何百本ものバックハンド、何百本ものサーブといったテニスの基本的な動きを、歩くのと同じく自然にできるようになるまで打ち込み続けた。

両親が無理やり私を練習させることはなかった。コーチがガミガミ言うこともなかった。私が練習したくないときに強制する人はいなかった。いつも私はテニスをしていたかったのだ。

エレナはスポーツだけを教えてくれたわけではない。私の知的成長を促すために両親のパートナーになった。私たちを囲む世界は大きく変わっており、私が産まれたときにはあったはずの共産主義は崩壊していた。両親は将来が今までとはまったくの別世界になることを理解しており、子どもが世界のどこにいても学べる人間になることが大切だと認識していた。エレナは私を精神面で落ち着かせ、集中力を高めるためにクラシック音楽を聴かせ、詩も読ませた。――ちなみにプーシキンがエレナの好みだった――。そして家族は外国語の勉強を勧めたので、私は母国語のセルビア語に加えて英語・ドイツ語・イタリア語を学ぶようになった。

こうしてテニスの練習と人生における学習が一体となり、ただひたすらエレナとコートで時間をともにして、スポーツについて、自分自身について、そして世界についてもっと学びたいと望むようになった。

そしていつも私は自分の夢に集中していた。いろいろなカップやボウル、プラスチックを取り出してはトロフィーに見立て、鏡の前に立ち、「ノールが王者だ！　ノールがチャンピオンだ！」と言い続けた。

私に野心が不足していたわけではない。機会が足りなかったということもない。そしてエレナに言わせると、才能が足りないということもなかった。私は本当に恵まれていたのだ。

そこにやってきたのが戦争だった。

孤独感と無力感

私は双子のロケットがステルス爆撃機の腹部から発射され、頭上の空を切り裂きながらわずか数ブロック先の建造物――それは病院だった――に食い込んでいったのを見た。すぐさま爆発し、横長の建物は炎に包まれた巨大なクラブサンドイッチのように様変わりしてしまった。

今も私はあのときの空中に漂っていた砂とホコリにまみれた金属臭と、都市全体が皮を剝いたミカンのように光っている姿を覚えている。遠く離れたところにいた両親の姿をやっと目で捉え、何とか転んだ地面から起き上がって頭を低くしながら走り出し、赤く不気味に光る通りを駆け抜けていった。

私たちはおばの住むビルにたどり着き、コンクリート製シェルターの中で自分たちの身を守った。同じビルの中には、他に20組ほどの家族がいた。全員最低限の貴重品と毛布、食糧、水だけを持っていた。これからどれくらいの期間、防空壕に滞在しなければならないのかだれも知らなかった。泣いている子どもたちがいた。私もその晩ずっと震えが止まらなかった。

それから連続78晩にわたり、私は家族とおば宅の防空壕で過ごすことになった。毎晩夜8時になると、危険を知らせるサイレンが鳴り響き、皆が自宅を出る。私たちは一晩中爆発音を聞き、敵の戦闘機が低空飛行するときには空を切り裂くひどい雑音がした。

助けがないという孤独感が私たちの心を占めた。私たちはただ座り、待ち、望み、祈る以外できることは何もなかった。通常、敵軍は夜に空爆を加えた。こういうときは、何の助けも求められないという無力感がもっとも強くなる。何も見えないにもかかわらず、敵がやってくるのだけははっきりとわかるのだ。あとはただひたすら待ち続け、眠りに落ち、またひどい騒音によって目が覚める。

空爆下のアマチュア選手権

だが戦争さえも、私がテニスをすることを止めることはできなかった。日中に、私はベオグラードのどこかでエレナと練習をするために落ち合った。そして、彼女は妹が崩れた壁の下敷きになって、致命傷になってもおかしくないほどの大怪我をしたときでさえ、私がふだんどおりの生活ができるよう配慮してくれた。

私たちはいつも、まさか昨日襲った場所を今日続けて攻撃することはないだろうと考えて、一番最近に空爆を受けた場所に行った。私たちはネットなしの環境や、破壊されたコンクリートの上でプレーすることさえあった。私の友人でもある女子プロテニス選手アナ・イヴァノヴィッチは、使われなくなったプールで練習しなければならなかったという。そして余裕があれば、地元テニスクラブのパルティザンへ向かった。

パルティザンは軍学校の近くにあった。言うまでもなく、NATOは、セルビアの防衛システムの弱体化を図って真っ先に軍事基地を標的にした。つまり、どう考えてもパルティザンは長時間過ごすべき場所ではなかった。

だが、私のテニスに対する愛情は強く、本物の脅威にさらされながらも、そこを安全だと感じていた。テニスクラブは、テニス仲間たちと私自身にとって格好の避難場所であり、毎日4時間から5時間練習した。そして空爆中さえもアマチュア選手権を開き、戦時中でもテニスができる喜びを味わった。

私たちは本当にこの戦争を生き延びられるのかと悩んでいたが、それでも両親はいつもどおりの生活ができるよう、あらゆることをしてくれた。

父はかつてと同じ水準の生活を続けるためにあらゆる方面からお金を借りてくれた。私たちは死に囲まれていたが、父は私たちにそれを悟らせようとはしなかったし、私たちがどれほど貧しいのかも気づかせないようにしていた。そして母は強靭な性格で、いつも食事をきちんと用意して、私たちに何の心配事もない少年時代を送らせようとしてくれた。一日で電気が使えたのはほんの数時間ずつだったので、電気が通っている間に母は食事の支度をすべてしなければならず、私たちの食事は停電前には完了し、いつも少なくともスープとサンドイッチにだけはありつけるようになっていた。

両親が人生の激変を子どもたちに悟らせないようにするのは、それが限界だった。毎朝目覚めると、必ずどこかに巨大なクレーターができあがっており、新しく焼け焦げたビルがあり、かつては家や車だったがれきの山があり、死者が出ていた。パルティザンで祝ってもらった私の12歳の誕生日に両親が歌ってくれた「ハッピーバースデー」は頭上を飛び回っている戦闘機の轟音にかき消されていった。

無力感を受け入れること

私たちは戦争中怯えながら暮らしていた。だが、ずっと空爆下で生きている中で、私の内面、家族の内面、そして同胞の内面で確実に何かが変わった。

私たちはもう怖がることをやめた。あまりにも膨大な死と破壊を目の当たりにして、私たちはもう隠れて暮らすことをやめた。本当に自分たちが無力だと実感したら、そこにある種の自由ができあがる。これから起きることはどのみち起きてしまうのだから、それを別の何かとすり替えることはできないのだ。

事実、その後同胞たちは現状の不条理を笑いの種にするようになった。NATO軍はドナウ川にかかっている橋を爆撃していたから、時に多くの人たちがわざと橋の上に集まって、爆弾用の標的を描いたTシャツを着ていたこともあった。私の友人には、わざわざ髪の毛を標的のように染めたのさえいた。

こういった経験は大きな教訓になった。自らの無力感を本当に受け入れると、本当の意味で自由になれるということだ。

私は極度の緊張に襲われたとき、何か気に食わないことがあるとき、イライラしたとき、そういうときにはいつも育った環境を思い出し、考え直す。そして、本当に大切なものは何か思い出す。家族であり、楽しみであり、喜びであり、幸せであり、そして愛だ。

愛——。私の人生において一番価値があるのは間違いなく愛だ。いつも求めているものであり、決してあって当たり前だと思ってはならないもの。人生は、ほんの一瞬で反転してしまう。スターへの道のりがどれほど長く、遅い歩みでやっとたどり着けるものだとしても、失うのはほんの一瞬だ。

私たちの国には、こんな格言がある。

「どこも痛くないときは、小さな石を靴の中に入れて、歩きなさい」

なぜなら、こういうことをすれば他人の痛みに思いを致すことができるからだ。つまるところ、私たちはこの地球上に一人ぼっちになるために生まれたわけではない。私たちはお互いから学び、団結してこの星をより住みやすい場所にするために創られたのだ。

オープンマインドで新しい手段を求める

戦時下で育ったことで、私はもう一つ貴重な教訓を得ることができた。オープンマインド（開かれた思考）で、新しい手段を求めることをやめてはならないということだ。

私たちは、かつて政府の情報統制下で管理されていた。この悪影響は今も根強く残っている。戦争からは立ち直ることができたが、まだ共産主義体制下で叩きこまれた思考回路は消えていない。つまり、考え方も、生き方も、食べるメニューも一つしかないと思い込んでしまうというものだ。私はテニス、そしてエレナの薫陶《くんとう》を通じて開かれた考え方を身につけることができ、そして今後もそうあり続けようと強く決意した。

２０１３年春の全仏オープン出場中に、私はエレナの訃報を受け取った。だが、師が教えてくれたレッスンは今後も私から消えることはない。

だからこそ、２０１０年に細身で白髪、そしてヒゲぼうぼうの見知らぬ男が連絡してきて、「あなたの姿をテレビで見て、手助けの術がわかった」と言ってきたとき、私は乗り気になったのだ。

イゴール・セトジェヴィッチ博士が健康、人生、そして何より食事について語ってくれた内容は信じがたく、大きな衝撃を受けた。だが、その後の成果はさらに信じがたいものだった。

第2章 夢を叶えた、私の食べ方
――私はどうやって世界一のテニスプレーヤーになったのか？

ウィンブルドン・ナダルとの戦い

2011年7月3日、オール・イングランド・クラブの上に広がる空は、伝統的なウィンブルドンの白のように色がなかった。だが、完全に雲に覆われた状態にもかかわらず、雨の予報はまったくなかった。私にとって初めてのウィンブルドン決勝、長方形の屋根は開かれたままだった。私は芝生のコートに駆け出し、あとから前年王者のラファエル・ナダルが入場してきた。

あのオーストラリアにおける惨敗から18カ月が過ぎ、食物アレルギーがすべての原因だとセトジェヴィッチ博士から教わって1年が経っていた。そして最近の私がまったくの別人に生まれ変わっていたことは、テニス界のだれの目にも明らかになっていた。

男子プロテニス協会（ATP）は過去12カ月の成績に基づいて順位を出し、大会でどこまで勝ち進んだかによって一定のポイントを加えていき、次の年に同じ大会がやってきたときには前回以上の成績を残さなければならない。

２０１１年1月以来、私は出場した51試合のうち50試合に勝ち、私の成果——ある一時期には一試合も落とすことなく43連勝を記録した——は圧倒的なものとなっており、ジョー・ウィルフリード・ツォンガを倒してウィンブルドンの決勝に達した頃には、世界ランキング1位の座を確実にしていた。私の勝利により、ここ7年半で初めて、「ロジャー」または「ラファエル」という名前以外の男が世界の頂点に立つことになった。食事を変えてたった1年で、私の夢は実現したのだ。

私は世界一位の座にあって、連勝新記録を作り、すでにこの年ナダルと当たった4試合で全勝した。にもかかわらず、ウィンブルドンのセンターコートにわれわれが歩を進める中、この大会で優勝する可能性はどちらのほうが高いのか、だれの目にも明らかだった。

あいつだ。

そう、あいつなのだ。

私の現在のランキングにもかかわらず、ナダル――前回王者で、イングランドで20連勝中だった――がやはり最有力優勝候補なのだった。敵はすでに2度、ウィンブルドンを制覇していた。さらに重要なことは、これまでわれわれが激突したグランドスラムにおける試合では、すべてあちらが勝ったということだ。

専門家筋の見方はすべて一致していた。この試合を前にして、ジョン・マッケンローはナダルが勝つと断言していた。ビヨン・ボルグも同じだ。パット・キャッシュ、ティム・ヘンマンも、以下同文である。プロテニス界のほぼ全員が同じ予測だった。

たしかに私は統計上世界一の選手かもしれない。しかし、皆の中では私など、いまだに大一番で苦しい局面になるとぶっ倒れる〝セルビアの小僧〟に過ぎなかったのだ。そしてナダルがネットの向こう側にいるときほど苦しい時間はないのだ。

ウィンブルドンで勝たないかぎり、私が名実ともに世界一と認められることは決してありえないのだ。

恐ろしいフォアハンド

ナダルは最強の選手であり、もっとも細心な選手でもある。神経質なほどボールを突き、迷信とも思われるような習慣を繰り返す。

私はこの数年前の全米オープンで、大観衆を前にして彼の物真似をして相手を少し怒らせたことがある。サーブの前に、彼はいつも両足のソックスが同じ高さになるように引っ張り上げないと気が済まない。そして背中のほうからパンツを思いきり引っ張り上げ、延々とボールを地面に打ち続ける。それは20、30、50回を数えることすらあった。私がただパンツの後ろを持ち上げるだけで、スタジアム全体がだれの真似をしているかを理解した。ナダルはプレー中でないかぎり、つねにコートのラインを避け、つねに右足からラインを踏み越え、それから左足を前に出した。

そしてこのような奇妙な習慣を守りながらも、彼は確実に対戦相手の集中力を削いでいた。いうまでもなく、こういう強敵に対するときにはもっとも避けたい事態だ。

一番恐ろしいのは彼のフォアハンドだ。テニス選手ならだれでも、クロスコートにフォアハンドで打つときに一番強い打球を繰り出せる。最強なのは体全体を使ってラケットをフルスイングし、ボールをコートの反対側に打ち込むときで、こういうときのナダルのフォアハンドは他のだれよりも強烈だ。時速153キロに達することもあった。

だが、一番恐ろしいのはここではない。ナダルは左利きだから、さらに事態がややこしくなる。たとえば、2人の右利き選手が対戦するとき、双方のクロスコート・フォアハンドは相手のフォアハンドの方向に行くわけだ。一方で、左利きのナダルは、あの強烈な時速１５３キロのフォアハンドを相手のバックハンド側に打ち込んでくるのだ。つまり、彼の最強のショットは対戦相手の一番弱いポイントを突いてくる。

コイントスの場で、私はこわばりながら直立していたが、ナダルはいつもの習慣どおりボクサーのように足を小刻みに動かしていた。体を温めておきたかったのかもしれないし、迷信深いところが出ていたのかもしれないし、あるいは発達した胸筋を上下させて私を威嚇しようとしていたのかもしれない。私だってあんな大胸筋があれば思いきり動かしてみせたかもしれない。

勝つための大バクチ

対ナダル戦における私の目標は、つまらないミスを犯さないこと、そして素早く立て続けにボールを動かすことだった。過去の対戦では、いつもミスを犯すのは私のほうだった。だが今回は非常に積極的なゲームプランを立て、ナダルに主導権を握らせないようにしていた。ふだんなら、ナダルのような大型選手は相手選手を後退させる。ボールが速いので、平均的な選手はほんのコンマ数秒でも反応するための時間を得るためにコートの後ろに下がっていくのだ。私の戦略はこの正反対だった。

ベースラインのすぐ後ろにいて、お互いの反応のための時間を短くするようにした。私のスピードと俊敏性があればナダルのベストショットを打ち返せる。そして試合時間を短縮することにより、相手に主導権を握らせない可能性に賭けた。もし私が相手のショットのエネルギーを捕まえることができれば、同じスピードでリターンできるはずで、ナダルの強さを逆用して反撃するという考えだった。

あのフォアハンドを相手にして、この作戦は大いなるギャンブルだった。だがナダルに左利きという特別な強みがあるように、私にも強みがあった。余分な体重を落としたことにより、柔軟性が著しく向上していた。エリートレベルの選手の大部分は私ほど体を伸ばすことができない。ウィンブルドンの芝の上ではこの強みが最大限に発揮できたのだ。

すでに私はコート上で好きなだけ上下できることで知られるようになっていて、文字どおりコートの一方からもう一方まで滑るように動けて、かつ極端に低い打点からリターンができた。この柔軟性のおかげで、並の選手たちよりもはるかに広くグラウンドをカバーできるようになっていた。つまり、私は他の選手たちほどボールに近づく必要がなく、思いきり体を伸ばして強烈なパワーでリターンできたのだ。

勝利まではあとほんの数ミリだった。

試合がないふつうの一日の過ごし方

世界最高の選手になるには何が必要なのだろう？

毎朝目覚めるたびに、私はコップ１杯の水を飲み、ヨガと太極拳を組み合わせたストレッチ運動を約20分行なう。そしてこれから始まる一日に備えて肉体に栄養を与えるべく、ほぼ毎日同じ朝食をとる。

朝８：30頃になると、毎日寝るまでほぼつきっきりで私の食事、飲み物、すべての動きを見守るコーチおよびフィジオセラピスト（理学療法士）と合流する。２人は毎日毎日ほぼ一年中を通して私と一緒にいる。５月のパリ、８月のニューヨーク、１月のオーストラリア、どこでも同じだ。

それから毎朝1時間半にわたり練習パートナーとともに打ち込みを行ない、お湯で水分補給をする。それから現在の私の体の状態に合わせて必要なビタミン・ミネラル・電解質を配合したトレーナー特製のスポーツドリンクを飲む。さらにストレッチを重ねてスポーツマッサージを受け、ランチに入る。食事は、糖分とタンパク質を避け、私が必要とするグルテンフリー・乳製品なしの炭水化物だけを摂取できるようにしている。

今度はワークアウトの時間だ。1時間少々を使ってウエートおよびレジスタンスバンドを用いたトレーニングを行なう。ハイレップス（高回数トレーニング）を1セット、軽めのウエートで必要な動きを最高で約20種類取り入れている。

午後半ばにさしかかると、フィジオ特製の医療用の豆製プロテインドリンクを飲む。再びストレッチに入り、もう一度トレーニングのセッションを始め、90分間ボールを打ち続け、サーブとリターンの精度を高める。4回目のストレッチが終わったら、もう1回マッサージだ。

この時点で私はほぼ8時間連続でトレーニングに励んでいることになるが、ここから少しの時間を割いて私のビジネス関連の仕事に手をつけていく。ほとんどの場合、記者会見かチャリティーイベント参加といった用事だ。

それから夕食の時間となる。高タンパク質で、サラダ付き、炭水化物とデザートはなしだ。それから1時間少々読書をすることもある。おもにパフォーマンス向上や瞑想をテーマとしたものだ。あるいは日記を少々書くこともある。そして、やっと就寝時間だ。

これが私の「試合がないふつうの」一日だ。

世界一になるための代償

他の多くのスポーツと違い、テニスには本格的な「オフシーズン」というものがない。一年のうち11カ月は、世界最高の選手たち――それも、おそらくは史上有数の名選手たち――と戦える状態でいなければならない。

食事が最高のものであることを確かめるうえでも、私は少なくとも６カ月に一度は血液検査を受けてビタミンおよびミネラルのレベルを確認し、抗体が体内で作り出されているかも調べる。時にはストレスレベルを調べるためにバイオフィードバック・マシン（訳注：脳波、脈拍などを測定し、表示する機械）を用いることもある。

そして、私はいつもチームとともに世界中どこにでも行く。マネージャーのエドアルド・アルタルディがいるから、スケジュール管理ができて、私は正気のままでいられる。フィジオセラピストのミルヤン・アマノヴィッチは私の健康状態をいつも監視している。コーチのマリアン・ヴァイダとアシスタントコーチのドゥジャン・ヴェミッチは、私の技術が落ちないよう見守っている。そして交際中（訳注：現在は結婚、二児をもうける）のエレナ・リスティッチは、私と一緒に料理をして、練習もする。

私の仲間の大部分はセルビア人だ。つまり私と同じく悲惨で戦争によって破壊された過去の持ち主であり、私が現在の位置にたどり着くことがどれほど困難だったのか、いや、ほとんど不可能に近かったのだということを知り尽くす面々だ。

大会が始まると、2週間のうちに世界最高レベルの選手たちを相手に約20時間近くテニスの試合をこなさなければならない。そしてこの大会はメルボルン、マイアミ、あるいはモンテカルロ、時にはカリフォルニアやクロアチア、中国でも開催され、数日間の空白を挟んで地球の端から端まで移動しなければならないこともある。私の人生において日々のすべての瞬間が世界一の位置に居続けるために捧げられている。もはやそこには規律しかなく、それ以外の何かが入り込む余地はない。

では、どれほどの規律が必要なのか？　2012年1月、全豪オープンの決勝で私はナダルを撃破した。試合は5時間53分にわたった。全豪オープン史上でも最長記録であり、グランドスラムにおけるシングルス決勝の中でも最長である。多くのコメンテーターたちがこの試合をテニス史上最高の名勝負と呼んでくれた。

この試合に勝った後、私はメルボルンのロッカールームで腰かけ、ある一つの物を欲しがった。それはチョコレートの味だった。2010年の夏以来味わっていないものだった。ミルヤンがチョコレートバーを持ってきてくれた。私は一かけらだけ叩き割り――本当に小さな一かけらだった——、口の中に放り込み、舌の上で溶けるに任せた。それだけが、私の贅沢だった。

それは、世界1位にたどり着くために必要な代償だった。

優勝カップを掲げる

２０１１年ウィンブルドン制覇のために、私には単なる規律以上のものが必要だった。そこには、過去20年で築き上げたトレーニングと技術の成果をすべて注ぎ込む必要があった。

私の緊張は極限に達し、それは私のチーム全体にも言えた。マリアンは試合前に緊張をほぐすために45分間走りに行かねばならなかった。

試合は私のサーブで始まった。私がポイントを挙げるたびに、毎回チーム全体が飛び跳ね、歓喜の声を上げた。私の家族も同席していて、弟のマルコとジョルディエはじっと座っていることすらできなかった。これに対し、ナダルがポイントを挙げても、彼のチームはまるで法廷における裁判官のように落ち着いて座ったままだった。私は順位こそ一番かもしれないが、まだまだ成り上がり《アップスタート》にすぎないのだ。

第1ゲームの早い段階で、ナダルのフォアハンドはその強烈さを知らしめ、サイドライン側に2本ほぼ同じ軌道の弾丸を撃ち込んで、15 - 30とリードを奪われた。戒厳令だ。私としては、相手を横に振り回し、対応できないアングルに打たせないようにするしかない。第1セットの途中までで私は4 - 3とリードし、自分が選んだベースライン近くに陣取る作戦は有効であることが明らかになっていた。私はナダルの強烈なフォアハンドにすべて対応して素早く打ち返すことができ、相手の予測の反対に打ち込んでいた。ナダルはこれほど長い間ラリーを続けられる選手と戦うのに慣れていなかったようで、私は第1セットを6 - 4で奪取した。

私にはナダルが混乱している様子が感じ取れた。ボールは恐ろしい速さだったが、相手が決めにきたすべてのショットを私は捉えることができた。第2セットで私が2 - 0とリードする頃には、スタジアム全体が私寄りに傾いてくるのを感じ取った。あそこにいた多くの人たちは当初、私の世界1位を単なる統計のアヤだとくさしていた。しかし、ここ世界最大のテニスの聖地において、すべての人々に私が本物の世界1位だと認めさせせつつあった。第2セットは6 - 1で楽勝だった。

この時点でもなおその場にいる全員が、心の中で思っていたかもしれない。またノールはぶっ倒れるのではないか？　いつもの「喘息」が再発して動けなくなるんじゃないか？

今まではうまくさばけていたナダルのサーブが突如速度を増し、彼の強みであるフォアハンドがさらに正確になっていた。１－４とリードを許し、私はダブルフォルトを犯し、ナダルはこのゲームをとった。完全に自分を取り戻したナダルはわずか４本のサーブでこのセットを奪い、６－１で終えた。私は観衆の応援が再びナダル寄りに戻ったのを肌で感じた。観衆は当初挑戦者を応援していたが、ナダルは改めて真の王者がだれかを見せつけようとしていた。

第４セットに入っても、流れはまだナダルのほうに向いていた。第１ゲームで私は１ポイントもあげられず、２ゲーム連続で落として０－２となった。ナダルは私をコート全体に振り回していたが、それでも私はボールを打ち返すことだけはできていて、スケートボーダーのようにコートを左右に動き回っていた。私は第３ゲームをとり、相手の勢いを少し緩めることができた。そして私は次のゲームもとり、４－３とリードを奪い、少しずつ夢が現実に近づこうとしていた。私は次のゲームもとり、ついに５－３となり、ウィンブルドン優勝に向けてのサーブを打つことになった。

ついにここまできた。今までやってきたすべてはこの瞬間のためにあり、もう手が届くところまできていたが、さすがにナダルは簡単に明け渡してはくれなかった。あちらは素早くリードをとって15－15となり、われわれは恐るべき長さのラリーに突入した。お互いをコートの隅に追い込み続ける姿を見て観衆はさらに熱狂し、ラリーはナダルがフォアハンドをネットに打ち込むまで続いた。しかし、再び彼は強烈なフォアハンドのスマッシュで30‐30まで戻してきた。

われわれはもうしばらく接近戦を続けることもできたが、私の内なる声はこのベースラインゲームでもう少し揺さぶりをかけ、彼にとどめを刺せと叫んでいた。

私はサーブして、すぐにネットに近づいてナダルを驚かせた。

サーブアンドボレー！　そして相手のリターンを叩きつけた。相手の予想外だった。

そして相手が何よりも予測していなかったのは、「チャンピオンシップポイント、ジョコビッチ」だ。私がサーブして、お互いにリターンを返す。そしてその瞬間はやってきた。ナダルはバックハンドをライン近くに打とうとしたが、ショットが長すぎてベースラインを越えてバックアウトになるのは明らかだった。

勝負を決めた後、私は芝生に背中から倒れ込み、6歳の頃に戻って地面に寝そべった。今回のトロフィーは6歳の頃抱いたプラスチックではなかった。今回は、本物なのだ。

この24時間で、私の生涯をかけた2つの夢が実現した。ウィンブルドン制覇、そして世界1位の選手になるということだ。数日間の成果としては悪くないものだ。

自分に合った食べ方を知らなければこんなことは絶対に不可能だった。

第3章 オープンマインドになるだけで体は変わる

——あなたの人生を激変させる14日間

博士のおかしな実験

「このテストをすれば、君の体がどの食べ物に対して過敏になっているかがわかる」

セトジェヴィッチ博士が断言した。

私たちがいたのは病院でもなく、実験室でもなく、博士のオフィスでもなかった。博士は私の採血をしたわけでもなく、何か巨大な恐ろしい検査装置があったわけでもない。あれは2010年7月にクロアチアで行なわれた大会のときだった。

セトジェヴィッチ博士は、なぜ私がこれまで何度も試合中に倒れたのか理由がわかったと言いきり、そして食事を変えるだけで私の肉体と人生そのものがどれほど良い方向に変わっていくのかを説明してくれた。そして、非常に奇妙なことを私にやらせたのだ。

まず博士は私の左手を腹に当てさせ、右腕を横にまっすぐ伸ばすようにと指示した。「私が押してみるから、君はそれに逆らってくれ」。博士は私の右腕を下に押しながら言った。しばらくして、博士は圧力をかけるのをやめた。「これが君の体のあるべき反応だ」。そう博士が言った。

そして、私に一切れのパンが渡された。これは「食べろ」ということなのか？「違うよ」。博士は笑った。「お腹の前でこれを持って、もう一回右腕を伸ばしてみてくれ」。再び博士は私の腕を下に押しながら、説明してくれた。この単純なテストによって私の肉体が小麦や大麦、ライ麦などパンに含まれるタンパク質であるグルテンに対して、過敏なのかどうかがわかるのだという。

あまりのバカバカしさに、私は博士が気でも狂ったのかと思った。

しかし、明らかな違いが現れた。パンをお腹に近づけるだけで、私の腕はセトジェヴィッチ博士の下向きの圧力に抵抗できなくなっていた。私は明らかに力が抜けていた。「つまりこれが、君の体がパンに含まれる小麦を拒絶している証だ」

博士はそう言い、そこで私は「グルテン不耐症」という言葉を初めて教えられた。

今までの人生において食事がどれほど大きな役割を果たしていたのか、そして今まで何の疑問も抱いていなかった伝統的な小麦中心の食事がどれほど自分の足を引っ張っていたのか、それを知る大きな一歩を踏み出していたのだ（余談だが、この方法を使って、パーティーでちょっとした余興ができることを発見した。会場にいる人に同じことをやってもらうのだ。右腕を伸ばし、左手を腹に当ててもらう。そして相手の強さを確かめてみる。今度は携帯電話を左手に持ってもらい、再び腕を押し下げていくのだ。携帯電話から発せられる電磁波は、悪い食べ物と同様に肉体へ明らかな悪影響をもたらし、腕の力を弱めてしまう。これは、だれにとっても衝撃の経験となるはずだ。そして、その経験はズボンのポケットに携帯電話を入れるのをためらうようにさせるはずだ）。

あらゆるアレルギーを調べるＥＬＩＳＡテスト

セトジェヴィッチ博士は、特定の食物に対する私の不耐症をもっと正確に計測する方法があることを話してくれた。その中でももっとも信頼に足る正確さを誇るのがＥＬＩＳＡテストと呼ばれるもので、これは「Enzyme-linked immunosorbent assey」の略だ。これは薬物中毒からマラリア罹患、ＨＩＶ感染、そして食物アレルギーに至るまで、あらゆることがわかる血液検査だ（詳細は次の章で触れるので読んでほしい）。

ＥＬＩＳＡテストを行なえば、食物の不耐症について非常に具体的な点まで知ることができる。不耐症でよくあるのがグルテン、乳製品、卵、豚肉、大豆、ナッツなどだ。人によっては珍しい不耐症を持っている場合もあるし、意外な組み合わせが問題となることもある。たとえば、私のトレーナーをしてくれているミルヤン・アマノヴィッチはパイナップルと卵白に対して過敏であることがわかった。とにかく、自分が何に対して過敏で不耐症があるのかがわかると、大した努力もせずに劇的な変化をもたらすことができる（実際、上記の２つの食べ物を外しただけで、ミルヤンはわずか数週間のうちに約４・５キロも体重を落とすことができた）。

私の血液検査結果が戻ってきたときの衝撃は大きかった。私は小麦と乳製品に対して強い不耐症があり、トマトに対しても少し敏感だったのだ。

「今後、君の体の機能を上げたいのであれば、パンを食べるのはやめなさい」。セトジェヴィッチ博士が言い渡した。「チーズもダメだね。トマトも減らすことだ」。

「先生、待ってくださいよ」。私は抵抗した。

「うちの両親はピザ屋なんですよ！」

パンとパスタに別れを告げる

この3年で私は栄養と人体の関係について多くを学んだが、真実の追求にはそれよりもはるかに長い時間を費やした。今までの全人生をかけて、私はテニスのみならず、人体や精神の仕組みについて知識を求めてきた。

それはおそらく、私が長らく学ぶことができない環境にいたからなのだと思う。

私は１９８７年5月22日に、今はもう存在しない国で生まれた。共産主義体制のユーゴスラヴィアだ。私の家族のように何世代にもわたって共産主義体制下で暮らしていると、何事にもやり方は一つしかないという考え方を受け入れるしかない。服装も一種類しかなく、崇拝するのも一人だけ、運動も考え方も一つだけだと刷り込まれていく。もちろん、食べ方も一種類だけだ。

セルビア――ユーゴスラヴィアの分裂後に戻ってきた国名だ――で成長するということは、われわれは皆伝統的な食事をしていたということだ。セルビア料理は非常に重い食べ物ばかりだ。乳製品をふんだんに使い、肉も多く、そして何よりパンが多い。セルビアの伝統においてパンは非常に重要な役割を果たしており、甘味があるセスニカからクリスマスの際の朝食にするキフリ（三日月ロール）やポガチツェ（パイ）などさまざまな物がある。

そして戦時中は、パンこそ生命線そのものだった。私たちは、食べられるのはパンだけという時代を経験してきた。5人家族の食事を一日10ユーロだけでまかなうというのがどういうことか、私はよく知っている。一番安い油と砂糖、小麦粉を買い、パンを焼くのだ。パンが1キロあれば3〜4日間は生き延びられる。私たち家族が本当の意味で飢えたことはなかったが、それでも何カ月にもわたり、一日で電気と水道が使えるのは1、2時間程度という日々があった。パンがあったから、私たちは生き延びられたのだ。

幸せな時期にも、いつも身近にパンがあった。セルビアはイタリアと近いため、イタリア料理の影響を強く受けており、パンを食べないときはパスタだったり、うちの家族であればピザを食すのがふつうだった。

私の幼少時代において、家族の収入源の大部分はレッドブルピザパーラーだった。単に収入源であるだけでなく、幼い頃通りを挟んだところにあったテニススクールへ通うときの本拠地であり、私の人生の旅が始まった場所でもあった。

つまり、小麦やライ麦から作られた伝統的なパンやパスタへの愛なら、私はだれにも負けない。

幼い頃からずっとパンと乳製品を食べ続けたせいで、肉体がこういった物に過敏になってしまったということは十分にありうる話だった。われわれの肉体は幼い頃からさまざまな試練にさらされることになる。それは福音でもあり、ある種の呪いでもある。まだ体が若くて強靭な頃なら、病気になったり疲れを覚えたりすることもたいしてなく、悪い食べ物やストレスにも対抗できたかもしれない。だが年齢を重ねるにつれ、これまでの食べ方や生き方にしがみついていると、さまざまな問題に直面することとなる。だから、食べ方を変える必要があるのだ。

そしてこの変更は決して困難なものではない。何より、その報酬は計り知れないほど大きい。

新しい食事、新しい人生

テニスが私に与えてくれたのは単なる富と名声だけではないし、好きなことで生活できる機会、あるいは他のだれか、特に同胞のセルビア人に感動を与えるチャンスだけでもなかった。テニスが与えてくれた一番の贈り物は、海外を旅する機会だ。他の文化を目にする機会を与えられることにより、さらに開かれた思考を手にすることができたのだ。

前にも言ったが、共産主義体制下で生きるということは、オープンマインド（開かれた思考）になるよう教わるチャンスがないということだ。

そこには理由がある。オープンマインドでなければ、簡単に他人が操ることができるのだ。だから上層部はつねにわれわれが今まで教わってきたことに疑念を抱かないよう、細心の注意を払っていた。共産主義の指導者であれ、食品および製薬会社の経営陣であれ、上層部の人間は私たちの大部分が恐怖に左右されていることをよく知っている。

独裁体制下に暮らしていなくても恐怖に操られることはよくあることだ。今日の、あらゆる国で今も恐怖は続いている。われわれは十分満たされないことを恐れている。十分な食べ物、お金、あるいは安心がないことを恐れている。だから私たちはこれでもかというほど働きまくり、歩みを緩めることを恐れるからファストフードや加工食品で空腹を満たしている。

すると私たちの肉体が抵抗する。そしてお腹が痛い、頭痛がする、背中が痛むといって病院に駆け込むわけだ。私たちは治癒を望み、症状を抑えるための錠剤をもらうが、この錠剤は私たちの本質的な問題を絨毯《じゅうたん》の下に押し込んで隠すだけだ。

これがそれまでの私の生き方だった。私は単なる食べ方だけでなく、食物全般について学び直す必要があった。

私は他の文化における食べ物について教わることがなかった。寿司のことも、中華料理のことも知らなかった。しかし、今や私の献立はこういう東洋の料理抜きにしてはありえない。

セルビア文化には多くの美点があるが、長年の共産主義体制のせいで私たちは知識不足のままでいた。何年にもわたり全世界を巡って勉強と調査を重ね、わかってきたことは、それぞれの文化に違いがあり、それぞれの文化から一番良いところだけをとって実生活に活用すればいいのだということだった。

臓器の修復の順番

たとえば、東洋医学で私にとって一番参考になったのは体内時計の概念だった。つまり、われわれの肉体には毎日のスケジュールがあり、それぞれの臓器が休息を求める時間帯があるという考え方だ。この中国の伝統の知恵によると、体内のそれぞれの臓器は次のような順番で修復していくのだという。

▼肺：午前３―５時。喫煙者ではなく日々体に気を遣っている人でも目覚めの際に咳をするのは、就寝中に肺が体内のゴミの処理をしているからなのだという。悪い食事をして

いると肺の負担がさらに重くなるという。

▼**大腸**：午前5―7時。起きてすぐに水を飲むのが大切なのは、この時間帯に大腸は体内の毒素を排出しようとするからだ。水はこのプロセスの補助になる。

▼**胃**：午前7―9時。胃が一番活発に動いているのはこの時間帯なので、朝食をとるには最高の時間帯なのだ。

▼**脾臓《ひぞう》**：午前9―11時。

▼**心臓**：午前11時―午後1時。

▼**小腸**：午後1―3時。もし体に間違った食物を与えたとしたら、この時間帯に体から一番強いシグナルが発せられる。この時間帯に消化不良や何らかの痛み、膨満感を覚えたとしたら、ついさっき食べた物の何かに対して体が過敏に反応しており、食事内容を見直す必要があるという証拠だ。

▼**腎臓と膀胱《ぼうこう》**：午後3―7時。慢性的にこの時間帯で疲れを感じるとしたら、何か体が過敏に反応する食べ物をとりすぎているという意味だという。午後遅い時間はもっとも活力にあふれる時間帯であるべきで、昼寝のための時間ではない。

▼**膵臓《すいぞう》**：午後7―9時。膵臓は血液内の糖分を作り出すインシュリンを制御している。食事に問題があると、この時間帯にやたら糖分・スイーツを欲しがるようになる。

除するためにフル稼働していると考えられる。

▼動脈と静脈：午後9―11時。

▼肝臓と胆囊《たんのう》：午後11時―午前3時。睡眠に難があるとすれば、食べ物に問題がある可能性があるという意味だ。もしこの時間帯に寝つけないとすれば、肝臓が体内の毒素を排除するためにフル稼働していると考えられる。

このように各臓器が厳密なスケジュールに沿って機能しているという考えは、先ほど紹介したお腹の前で食べ物を持っただけでテストになるというのと同じくらい奇妙奇天烈に聞こえるかもしれない。

ここで大切なのは、今紹介した概念を盲信したり、そのまま実践してみることではない。大切なのはオープンマインドでいることなのだ。

私は何かを指示しようとしているわけではない。私は医師でも栄養士でもない。私はただあなたが柔軟な心でさまざまな手法を試してみて、体が送ってくるシグナルに耳を傾けてほしいと願うだけだ。

一歩下がって少し距離をおいた状態で、体内での出来事を分析していただきたい。客観的になってほしい。どの食べ物が合っているのか、本当にわかるのはあなた自身だけだ。あなただけが、自分の体が言わんとしていることを理解して翻訳できるのだ。

あなたの人生を激変させる14日間

私は6歳のときに世界一になりたいと言い、最初のコーチとなったエレナ・ゲンチッチは私の言葉をなぜか真剣に捉えてくれた。そして彼女は世界の頂点に立つためには、単なるテニス以上のことを学ばなければならないと信じていた。クラシック音楽を聴く、詩を読む、人間のコンディションについて深く考える。こういったことが初期の私に課せられたトレーニングの一部だった。これは両親と住む自宅と、エレナとともに過ごしたコートの両方で行なわれた。

コーチが開発してくれたのは私の思考だけではなかった。前進し続けるためのツールも与えてくれた。コーチのおかげで、私は太極拳からヨガに至るまであらゆるコンディショニングの手法を試し、専門家を求めていった。もし本当に世界最高になれるのであれば、そのためのあらゆる可能性を試しておきたかった。

だから私はセトジェヴィッチ博士が奇妙な理論をひっさげて連絡してきたときに、耳を傾ける気になったのだ。あの腕にかかった圧力を跳ね返せなかった衝撃の瞬間に、私は胃の前でつかんでいるパンが有害な石なのだと悟った。もう何かを変えなければならないことは明らかだった。

だが、パンおよびグルテンを含む他の食べ物――私と家族、そして文化に深く根ざしているとても大切なものだ――を今後あきらめるというのは恐ろしいことだった。

そのとき、セトジェヴィッチ博士は、「一生涯パンをあきらめる必要はない」と言ってくれた。

「2週間でいい」。博士は言った。

「14日間だけこういう食べ物をやめてみてくれ。それから私に電話をくれ」

消え去った鼻づまり

最初は辛かった。あのソフトで噛みごたえもあるパンが恋しくてならなかった。今まで食べてきたピザ、甘いロール（菓子パン）、その他諸々の小麦が入っている好物が欲しくて仕方がなかった（なお、次章にそれら小麦入り食品の一覧がある）。

とにかく最初の1週間はそういう食べ物が欲しかったのだが、毎日自制して乗り切った。そして幸いにも家族や友人――私のことを気がふれたと思っていたらしいが――が支えてくれた。

だが日が進むにつれて、気分が変わってきた。体が軽くなり、活力が湧いてきたのだ。それまで14年間悩まされていた夜間の鼻づまりが突如消え去った。1週間目が終わる頃には、もはやロールやらクッキーやらパンやらが欲しくなくなっていた。まるで生まれてからずっと付きまとっていた煩悩が奇跡的に消滅してしまったかのようだった。翌週は毎日、最高の目覚めを迎えることができた。すでに私は信じるようになっていた。

2週間の体験を終えた私にセトジェヴィッチ博士はベーグルを食べるように指示を出した。

「これが本当のテストなのだ」と博士は説明した。ある食べ物を14日間避けてみて、そこでもう一度それを食べて反応をみるのだ。

そして驚くべきことに、グルテンを再び食事に取り入れた次の日、私は一晩中ウィスキーを飲んでいたかのような感覚に襲われたのだ！

10代の頃そうだったように、ベッドを這《は》い出るのがやっとだった。私はめまいを覚えていた。鼻づまりも再発していた。まるで二日酔いのような状態だった。

「これが何よりの証拠だ」。博士は断言した。「つまり、君の体がグルテン不耐症だと知らせてくれているのだよ」。

それ以来、私は体が伝えようとしている声にはすべて耳を傾けるようにしている。

第4章 あなたの動きと思考を邪魔するもの

——頭と体を密かに鈍らせているものの正体

ランキング200位の生活と、ランキング40位の生活

プロテニス選手になるということは、豊かな生活に恵まれる可能性もあるが、同時に非常に過酷なものでもある。

テニスはバスケットボールやサッカーなど、その他のチームスポーツとは決定的に違う。非常に孤独であり、気が滅入るものだ。アスリートというよりミュージシャンに近い。

男子プロテニス協会（ATP）には2000人近い男子プロ選手が所属している。私たちの多くは、プロ生活を始めた当初端金《はしたがね》にも一喜一憂し、一つの大会に出て次の大会に

行く交通費にも苦労していた。もし勝たなければ、賞金が出ないからだ。

一定の成功をおさめるようになると、突然生活が派手になる。伝統的に、テニスというのはゴルフと同じく、肉体の調整よりも練習や技術、天賦の才能によるところが大きい競技だ。キャリアの絶頂期において、ピート・サンプラスやアンドレ・アガシといった選手は、もちろん体調も万全にしていたが、やはり食事やフィットネスよりは技術のほうを重視していた。

今日でも、世界でランキング200位に入る選手たちの大部分は、いつでも食べたい物を食べていて、コートでやっている練習以外のことはほとんど考えず、今得ている成功とそれがもたらす贅沢を楽しんでいるだけの場合が多い。実際に天性の素質があって献身的に努力してトップクラスのテニス選手になれれば、全世界を旅行でき、年間数百万ドルを稼ぎ、結構な生活ができる。

だがトップ40位あたりに食い込むようになると、話は変わってくる。現代のテニス選手というのは非常にプロフェッショナルであり、肉体の管理と栄養補給は基礎中の基礎だ。最高レベルの選手たちは時速216キロ以上のサーブを放ち、フォアハンドは常時時速130キロを超える。ナダル、フェデラー、ツォンガ、マレーといった最高レベルの選手たちは、おそらく歴代の王者たちと比べてもはるかに強く、速く、肉体も鍛え抜かれている。

われわれは、寸分の狂いも許されない楽器のようなものだ。もし私の体がほんの少しだけでもベストの状態からずれていたら――たとえば、食べた物に対して体がうまく反応しなかったら――こういう選手たちと同じレベルで戦い、勝つことはできない。

さらに重要なのは、私は良き友、兄、息子、ボーイフレンド、そして自分がこうあるべきと願う男でもいられなくなるということだ。

正しい食べ物を選ぶということは、単に肉体的スタミナにつながるだけではない。忍耐、集中力、前向きな態度にもつながるのだ。それがコート上での動きにつながるし、私が愛するまわりの人々の幸福にもつながっている。正しい食べ物によって、私は人生のあらゆる場面で最高の次元に達することができる。

あなたが望みうる最高の自分になりたいと願うなら、私が勧めることはこれしかない。まずは、食べ物を変えることから始めてみてはどうだろう。

食物アレルギーの検査方法

医師は食物アレルギーの検査に関して、いくつかの手法を活用する。

▼**治療履歴**：医師は患者へ食事についてインタビューし、どの食物が原因になっている可能性があるのか絞っていく。同時に患者が一定期間に食べた物をすべて日記形式で記録することもある。同時に、どんな水を飲んだのかも記録する。

▼**除去**：治療履歴と食事に基づき、医師は患者に対して危険性があると推測した食物を一定期間メニューから外すように指示する。もしそこで好転反応が見られたとしたら、問題の食物が特定されたことになる。

▼**スキンプリックテスト**：さまざまな形のアレルギー源特定（環境・ペット・食物など）にもっともよく使われる方法である。医師は小型の針を使い、アレルギー源の疑いがある要素を患者の腕か背中に刺していく。もし針で刺した部分が赤くなったり腫れたりしたら「陽性反応」である。医師はこのテストの結果と治療履歴を組み合わせて診断をくだす。

▼**ELISA血液検査**：患者の体質を調べるために行なうテストで、一般的に使われるのは病気（たとえば、HIVやB型肝炎など）の有無、薬物検査、そして食物アレルギー検査などである。この場合でいうと、テストによって患者の血液中にある具体的な食物に対する抗体（イムノグロブリンE〈IgE〉）のレベルを調べることができる。

▼**オーラルフードチャレンジ**：食物アレルギーの検査としてはこれがもっとも正確だが、

同時にもっとも手間がかかり、時間もかかるものである。医師は患者に対して問題をもたらしている可能性がある食物を食べさせ、（もしあれば）反応を観察する。ここで一番有効なのは「ダブルブラインドチャレンジ」と呼ばれるもので、医師と患者の両方ともそれぞれの食物サンプルがわからない状態にして行なわれる。これにより、医師と患者双方が先入観から解放される。

もし何らかの食物アレルギーか過敏の可能性があり、確認したいのであれば、医師に上記のテストを依頼してほしい。

私は何を、どのように食べているか

私はこれから自分のすべてを激変させた食物を紹介していく。避けなければならないと学んだ食物、そして私にとって最適な食事として取り入れた食物も紹介する。

これで私が何をどのように食べているかがわかる。私の食事を一から十まで猿真似することはお勧めしないが、それでも今後のあなた自身の献立および最適な食物、最高の手法、そしてそれらがもたらす最高の結果を選ぶにあたり、この情報は大いに役立つはずだ。そして私の経験、加えて本書で紹介する科学的情報を活用すれば、望ましい変化が現れるはずだ。

あなたはただ、やってみるだけでいい。あなたにとって最悪の敗北とは失敗そのものではない。やろうともしないでムリと決めてしまうことだ。

言うまでもなく私は医師でもなければ専門の栄養士でもない。当然ながら、以下の内容は、専門家の研究や私の食生活、肉体、そして究極的には人生そのものを作り直すうえで救いとなった人たちの助言に基づいている。

グルテンという重大問題

たかだか数年前と比べても、現在ではグルテンの弊害が広く知られるようになり、おかげで何千万人もの人々が以前より健康になっている。

グルテンとは、小麦やライ麦、大麦など穀物に含まれているタンパク質である。これがパンに柔らかさを出す「糊《グルー》」の働きである。グルテンがなければ、ピザを空中に放り投げることもできないし、くるくると回すこともできない。世間で健康的だとされている全粒穀物製品も含め、あらゆる小麦製品にはグルテンが含まれている。つまり、グルテンは私たちが口にする大多数の食物に含まれているということだ。具体的には、どんな食べ物に？　ここに例を挙げよう。

▼パン：ここで言うパンにはイングリッシュ・マフィン、ハンバーガーのバンズ、小麦粉のトルティーヤ、サンドイッチ、そしてイーストが使われていないマッツォ（ユダヤ教の祭りで食べるパン）のようなパンも含まれている。

▼小麦粉から作られた麺・パスタ類：すなわち全小麦パスタ、生地にホウレン草を練りこんだようなパスタ、その他小麦を含むパスタすべてがここに含まれる。

▼ケーキ、マフィン、ドーナツ、粘り気があるバンズ、パイの皮などスイーツ全般

▼小麦粉で作られたクラッカー、プレッツェル、その他のスナック類

▼朝食のシリアル：一見小麦など含まれていなさそうなコーンフレーク類も含む。他にも子ども向けの甘味付きシリアルや、大人向けの「健康的」な無加糖製品も含む。

▼ビールその他麦芽から蒸留されたアルコール飲料：一部のワインも麦芽入りである。いくつかのウォッカも小麦から蒸留されている。

繰り返すが、ここに挙げたのは一部にすぎない。実際には、先進国に住む人々は膨大な炭水化物、それも小麦を食べている。今までにパンの塊やシリアルの箱に、健康的な選択だとして「全粒穀物」をうたっている広告をどれほど見たことだろう?

そしてここに挙げたのは健康的な食品として一般に勧められている物ばかりである。それ以外に、小麦まみれのジャンクフードを今までにどれほど食べているか考えてみてほしい。今日において、小麦はわれわれが摂取するカロリーの20パーセントを占めている。

さらに悪いことに、最近の小麦およびその他の穀物は、人体にさらにダメージを与えるような遺伝子組み換えが行なわれている。農業遺伝子工学を研究する科学者たちの研究によると、遺伝子組み換え小麦——今日地球上で食されている小麦のほぼ100パーセントだ——に含まれるグルテンは、自然界に存在するものとは構造的に異なるという。

すでに話したとおり、もしあなたがオープンマインドでなければ、正しい方法は一つしかないと信じさせたい人たちに簡単に利用されてしまうだろう。つまり、私たちに少しでも多く穀粒を食べさせたい食品会社や製薬会社に騙されてしまう。

穀粒は生産費が安く、多くの場合、政府が助成金を出している。小麦は健康的な食品だと言い続けることは食品業界の利益にかなうのだ。だが、小麦が増えれば増えるほど病的肥満、糖尿病、心臓病などの健康問題が増えてくる。「健康的」な全粒穀物により、薬品の消費がさらに増える。こうして食品業者はさらに豊かになり、製薬会社も儲《もう》かる。そして私たちは病気がひどくなる。

私、そして空爆を受けていた同胞のセルビア人にとって本当の生命線だったパンが私たちの人生の質を下げているのだ。こんな悲しい話はない。

かくも敏感なわれわれの肉体

では、実際グルテンの何が問題なのか？　問題は複数あるのだ。

一部の人の肉体はまったくグルテンを消化できないので、結果として肉体の反応は苛烈なものとなる。こういった反応の中でもっとも厳しいのがセリアック病と呼ばれるもので、グルテンをまったく受け付けることができないアレルギーだ。セリアック病になると、ほんの少しグルテンを体内に入れるだけで小腸に恐るべき炎症の数々を引き起こす。肥満、筋肉のけいれん、下痢、疲労といったものだ。肌の吹き出物も発生することがある。グルテンがあると腸はビタミンやミネラルもまともに消化できないので、急激な体重減少や貧血、骨粗しょう症、栄養失調などにつながることもままある。

セリアック病はれっきとした医学的病名であり、医師の診断と治療が必要となる。セリアック病は生まれつきとは限らず、年齢を重ねるにつれて発症することもある。

セリアック病と診断された人たちは完全なグルテンフリーの食事にしなければならず、ほんの手違いでグルテンを少量摂取してしまった場合（たとえば醤油やカラメルソースのような調味料に入っている場合がある）、数日間にわたって深刻な症状が出てしまうことがある。

しかし、多くの人は私のような程度（グルテン不耐症）だ。小麦製品に対して過敏になっていて、多ければ5人に1人は何らかの形でグルテン不耐症をもっているとも言われる。症状は穏やかなものから深刻なものまで幅が広く、発症するのも食べてから数時間後になるため、正確な数字を特定するのは非常に難しい（そもそも、クレタ島にいた栄養学者がテレビ中継を見ている真っ最中に、国際中継カメラの前でグルテン不耐症を発症するという例が、どれほどあるというのか？）。

われわれが摂取するカロリーの20パーセントが小麦から来ているとするなら、私たちのほとんどが大なり小なり恒常的なグルテン反応――体が重かったり、疲れたり、気弱になったり――を経ている可能性が非常に高い。そして、こういった症状をふだんの生活から来ている疲れだと思い込んでいる場合が多いはずだ！

グルテンを取り除くことにより、すぐに体重が減少し、エネルギーが増加し、あるいはアレルギーおよびその他の免疫不全が消える可能性すらある。

グルテンをカットすることで状態が良くなるのは肉体だけではない。あの全豪オープンの日、言うことを聞かなかったのは肉体だけではなかった。私の脳も反乱を起こしていた。集中力がなくなり、感情の制御ができなくなっていた。そして、これこそ新しい食事からもらった贈り物だが、今はかつてなく明晰な判断ができるようになり、前向きに考えられるようになった。きっと、あなたも同じようになれるはずだ。

世界1位を阻んでいたピザ

家族が「レッドブル」というピザ屋を経営していたため、私は幼い頃に何年間もピザを食べ続けていた。お腹が空いたときに一切れ（あるいは三切れ）くらいつまむのは、じつに簡単だったのだ。

単にそれが便利だというだけでなく、当時の私はトレーニングの観点からもこれこそ論理的だと思っていた。ピザのソースにはトマトが入っており、チーズにはカルシウムとタンパク質が含まれ、パン生地には炭水化物だ。

しかし、このチーズとパン生地こそが問題だったのだ。長年にわたりピザばかり食べ続けていたことがグルテン・乳製品不耐症を悪化させたのではないかと私は疑っている。うちのピザは本当においしかったのだ！

だが、この話にはハッピーエンディングがある。私が新しい食事で目覚ましい成功を遂げたのを見て、最近、うちの家族はセルビアでグルテンフリーレストランのチェーンを開いた。店の名前はシンプルに「ノバク」だ。

グルテンはこんなところにも隠れている！

私のように、自分の体を使って生きている人間は、豚やイチゴのような食材に対する過敏症なら簡単に見つけることができる。ふつう、ハムやイチゴを毎日食べることはないし、こういう食品は他の食品の材料として隠れていることなどないからだ。

その点、小麦は狡い。パンやパスタをいっさい食べない日でも、私はまったく安心できない。グルテン不耐症の人間にとっての一番の問題は、あまりにも多くの食品に小麦が含まれているということだ。

発症するまで5時間かそれ以上かかるので、丸一日パン、シリアル、パスタを避けていたとしても、午後7時に発症した膨満感と、お昼時に食べたシーザーサラダとフライドシュリンプとの間にある関連は見つけられない（そう、サラダに入っているクルトンとシュリンプについているパン粉が問題だったのだ）。

小麦過敏症こそ、あなたの前進を阻む張本人である可能性が十分にある。以下の食品には小麦製品が入っていたり、どこかで小麦製品が混ざり込んでいる可能性がある。一部の物には驚かれるだろう……。

▼**肉の詰め物**：これに含まれるのは冷製の加工肉、ミートローフ、ミートボール、ホットドッグ、ソーセージ、煮出し汁のかかった鶏肉などである。

▼**一部の卵・ナッツ製品**：卵類の代用品、乾燥卵、乾燥ローストナッツ、またピーナッツバターがグルテン不耐症の真犯人という場合もある。

▼**マリネおよび調味料**：タンパク加水分解物入りの製品は避けること。マリネ、味噌、醤油、タコス調味料、あるいはクリームソースやグレービーで味付けされた食品、さらにケチャップの原材料には気をつけよう。一部には大麦から作られた麦芽酢が使われている場合がある。

▼**一部の乳製品**：チョコレートミルク、ミルクセーキ、フローズンヨーグルト、風味付きヨーグルト、チーズスプレッド、チーズソースといったところだ。当然だが、麦芽入りミルクおよび麦芽入りミルクパウダーは避けること。

▼**加工チーズ**：加工チーズ、カッテージチーズ、加工デンプン、あるいは原料不明の保存料はすべて除くこと。

▼**代用パンと穀物**：ブルグアやクスクス（ともに小麦を加工した食品）、デュラム小麦、ヒトツブコムギ、シリアルに使われるエマー、ファリナ（小麦粉の種類）、麦芽や麦芽調味料、麦芽エキスなどの大麦製品には気をつけること（なお、ソバ粉は完全に安全だ）。

▼**一部の果物と野菜**：ファストフード店で出されるフライドポテト（パン粉を使った食品と同じフライヤーを使っている）、市販のドレッシング、フルーツパイのフィリング、クリーム付き野菜、バターをかけた野菜にはグルテンが入っている恐れがある。また、パン粉は一部のドライフルーツのコーティングに使われることがある。

▼**ベジタリアン食品**：ベジーバーガーからベジタリアンチリ、ベジーソーセージにはグルテンが含まれていることがある。

▼**デザート類**：一部のアイスクリーム（特にクッキーやブラウニーが入っているもの）、糖衣（フロスティング）、キャンディ、スナックバー、マシュマロ、ケーキ、クッキー、ドーナツといったものは小麦、ライ麦、大麦で作られている。小麦粉入りのプリン、グルテン安定剤を含んでいるアイスクリームとシャーベット、アイスクリームのコーン、カンゾウのエキスには要注意。

▼**飲料品**：インスタントのお茶とコーヒー、コーヒー代用品、チョコレートドリンク、ホットココアミックスは避けること。ビール、麦芽飲料、シリアル飲料、人工ミルクによるクリームも同様。

▼**揚げ物の肉と魚**：ファストフード店のフライドチキンからステーキハウスで出されるイカフライに至るまで、パリパリのコーティングが付いている物はすべて外すこと。

▼**意外なもの**：カラメル、キリスト教のミサでの聖体拝領の際のウエハース、一部の封筒用の糊、米国の合成粘土・プレイドー（もともと食べるものではないが）、一部の薬、またリップスティックなどのコスメ製品にもグルテンが隠されていることがある。

こんな延々と続くリストを見せられたら、隠れたグルテンを避けることなど不可能だとあなたが思っても当然だ。だが、そうではない。

ほとんどの場合、このリストに加わっているのは加工・人工食品だ。元来の卵、元来の肉、元来の新鮮な果実および野菜はすべて大丈夫だ。そしてすべての食品を永遠にやめる必要はない。２週間でいいのだ。それが私の提案だ。

グルテンを14日間だけやめてみて、どういう気分になるか試してみてほしい。そして、15日目に、パンを少しだけ食べて様子をみてほしい。

本章の終わりと付録には、いくらでも食べてよいグルテンフリーの食品を紹介する。私はグルテンフリーを守りつつ、健康的でバランスのとれた満足のいく食事をとり、自らのプロテニスのキャリアを大きく飛躍させた。そして、いつでもどこでも好きな物を食べていて、特別に節制しているわけでもない。

あなたがその気になりさえすれば、自分自身の食事、そして人生そのものをコントロールできる。あとは、やってみるだけだ。

脳内の霧が消え去った

私の友人たちが皆気づいていることが一つある。それは、食事内容を変えて以来、どれほど私の気分やエネルギーが高揚しているのかという点だ。

元来、楽観的な人間だったが、ここ2年、たとえ私にとって悪い瞬間——試合に負けたとか、父親が呼吸器系の持病で苦しむ姿を目の当たりにするとか——であっても、思ったほど落ち込んでいない自分に気づく。もう昔のように不安になったり、集中力を欠いたり、ラケットを投げつけたりすることもない（と言いつつ、たまにはラケットを投げてもいいと思っている。ちょっとした鬱憤を吐き出すのはいいことなのだ）。

このように平常心を保てるようになった理由の一つは、グルテンがもたらしていた脳内の霧が消え去ったということだ。

そしてもう一つの要因は、後の章で詳しく語るが、精神面の集中力を高めるエクササイズの効果だ。

３つ目の要素は、血糖値を一日中安定したレベルに保っているということだ。そのために、血糖値を急上昇させるグルコースを排除した食事を続けているのだ。血糖値を急上昇させてインシュリン（グルコースを調整するホルモン）を乱高下させる食べ物を取り除くことにより、健康状態がいくつかの面で確実に良くなる。

食べ物が原因となっていた日中の気分の上下がなくなり、やたら食欲が出たり食べすぎたり、〝糖分中毒〟になることがなくなる。そして、安定した血糖値を保つことにより肉体が脂肪（グルコースが多すぎたときに増える代物）を蓄積しなくなる。もはや狂ったような食欲やジャンクフードに対する飢えがなくなるので、野菜や肉など自然の食材を摂取しやすくなる。大切なことはまだある。

今、「インシュリンを急上昇させる食物は？」と問えば、あなたは糖分が多い食べ物を連想するのではないか。キャンディ、アイスクリーム、蜂蜜、あるいはクッキーかもしれない。確かにそのとおりで、このような食べ物は血糖値を急上昇させ、体内にインシュリン反応を引き起こす。だが、それよりさらに速く血糖値をあげてしまう食品は何か、ご存じだろうか？

小麦だ。全粒小麦でさえもそうだ。

小麦が肉体をむしばむ仕組み

仕組みは次のとおりだ。砂糖まみれか、体内で消化されて血糖（グルコース）に変換されるかはともかく、高炭水化物の食べ物を口にしたとする。高炭水化物を吸収した肉体はグルコースをエネルギーとして即座に消費してしまいたいのだが、ほとんどの人は、1時間後に優勝トロフィーをかけてロジャー・フェデラーと戦い、負かす必要はないので、今すぐには使わない。

さあ、ここで問題が発生する。血糖は臓器を腐食してしまうので、肉体はなんとかして血液内の糖分を排除したい（だからこそ血糖管理のできない糖尿病にかかると、盲目になったり、神経障害を引き起こしたり、心臓病の原因になったりする）。したがって肉体は肝臓と筋肉内の細胞を覚醒させるホルモンのインシュリンを分泌し、同時に体内全体に脂肪細胞をばらまき、グルコースを血液内から取り出して蓄積しようとする。

血糖値が高ければ高いほど、さらに大量のインシュリンが必要となり、脂肪も蓄積されるようになる。こうした悪循環により体内のインシュリン受容体は時が経つにつれてさらにインシュリンに対して鈍感になり、膵臓はさらに多くのインシュリンを作り出す必要に迫られる。これが糖尿病の始まりだ。

一方で、肉体は脂肪を蓄積し、ほとんどは新陳代謝の根拠地となる内臓かその周辺に集まることになる。内臓脂肪と呼ばれるこの物質は、毒物を放出し肉体のさまざまな部分に炎症を引き起こし、長期的に健康に影響をもたらす。この毒物が肝臓や心臓に侵入し、これらの臓器の機能を低下させるのだ。

ではインシュリンを急上昇させる物を食べなければどうなるのか？

血糖レベルはそのままだ。もはや気分および血糖値の急高下はないので、糖分だらけの食べ物を欲することもなくなる。今食べている物――高タンパク、食物繊維が豊富で、栄養価が高い物のおかげで気分が最高になり、上機嫌な時間が長続きすることになるので、おかしな食べ物に対する食欲がなくなる。もはや過剰なグルコースが体内を侵食したり、膵臓を疲弊させたり、内臓脂肪を溜めこんでしまうこともない。そして脳がエネルギーの急上昇や降下に踊らされることもなくなる。

体内のシステムは健康的になり、適切に燃料補給されるようになる。体調が全体的に良くなって、さらなるエネルギーと活力を駆使して目標に向かっていけるようになり、これまで積み重ねてきた肉体と精神の両方での鍛錬がさらに効力を発揮するようになる。

グリセミック指数で食品を見てみると

食物のインシュリン増加能力を追跡する方法の一つは、グリセミック指数を使うことだ。30年以上前に作られたものだが、今でも糖尿病患者にとっては重要な指数であり、体内のインシュリン反応を制御したいと願う人にはこのうえなく役立つものである。

体内の血糖値を急上昇させる物（続いてインシュリン反応も上がるということだ）であればあるほど、数値は高くなる。この指数は0（インシュリン反応皆無）から100を超えるところ（じゃがいもの一種であるラセット・ポテトは111に達する）まである。この数値が50を超えると、糖分過多食品ということになる。

ここで驚くべき事実を紹介しよう。「健康的」と売り出されている食品の多くは、世間一般で「不健康」と見なされている食品よりもグリセミック指数が高い。特に小麦製品は通常の白砂糖よりもはるかに速く血糖値を急上昇させてしまう。

米国糖尿病協会とハーバードメディカルスクールが刊行している情報に基づき、いくつ

食材のグリセミック指数（GI値）

「健康的」（!?）な小麦食品		「糖分過多」な食品	
全粒パン　1.5倍	71	スニッカーズバー	51
オーブンで焼いたプレッツェル	83	スクロース（家庭用白砂糖）	65
シュークリーム	80	コカ・コーラ	63
パルメザンチーズとトマトソース入りのピザ（長年のジョコビッチの主食）	80	蜂蜜	61
		通常のアイスクリーム	57
		ポテトチップス	51
シリアル（某メーカー製）	75	缶詰のシロップ漬けの桃	40
インスタントの小麦のおかゆ	74	オレンジ	40

かの食材のグリセミック指数を比較してみよう。

ご覧のとおり、全粒パンはスニッカーズバーよりも約1・5倍も早く血糖値を跳ね上げてしまうのだ！　なぜか？

おもな理由は、小麦の炭水化物がどのように消化されるかという点にある。グルテンと血糖値急上昇の関係において、小麦は無敵の混合ダブルスチームだ。一方、あなたはネットの反対側に一人ぼっちでたたずんでいるようなものだ。食事からグルテンを取り除けば、グルテンの副作用が消えるのはもちろんのことだが、同時に体重も減らすことができる。消化も良くなり、血糖値のコントロールも簡単になる。

私はインシュリン増加をもたらすすべてを

排除しているが、これはすなわち小麦だけではなく砂糖やチョコレートやソフトドリンクといった糖製品も避けているということだ。

その結果、私の食事はシンプルそのものになっている。野菜、豆、白身肉、魚、果物……こういった食物の大部分は天然であり加工されていない。小麦を食事から排除し、そこからくるインシュリン急上昇もなくなると、その他の糖製品をやめるのも楽になる。

砂糖と、フルクトースという天然の糖分

もう一つ、砂糖について重要な点を加えておきたい。これは、特に活動的な人やアスリートにとっては重要だ。

次の章でご覧いただくが、私は食事に糖分を取り入れている。だが、特定の糖分だけだ。それはフルクトースといって、果物や蜂蜜に含まれている天然の糖分だ。

私はつねづね糖分の消費量については十二分に警戒している。練習中、あるいはテニスの試合中における私のゴールは、一定の血糖値レベルを維持することだ。間違っても、試合中に血糖値の急上昇を招くわけにはいかないのだ。

私からあなたへの提案は、食事から少しでも多くの糖分をカットすることだ。やってみ

れば単純だ。砂糖の消費量が減れば減るほど、インシュリンの分泌量が減り、したがって蓄積される脂肪量も減る。あなたが積極的に体を動かし、貯まっていたエネルギーを燃やすなら、さらに良くなる。

繰り返すが、２週間だけ試してみて、どう感じるか自分で観察してみてはいかがだろうか？

グルテンフリーを2週間やってみたら…

たとえば、食卓からあらゆるグルテンを排除するグルテンフリーを２週間実践したとしよう。どんなことが期待できるのだろうか？

今までの食事で小麦がどれくらいの役割を果たしていたかにもよるが――一般人の摂取カロリーの平均20パーセントは小麦から来ている――ある種の禁断症状を味わうかもしれない。これだけは、２週間耐えるしかない。間違ってもショッピングモールに行ってジャンクフードの匂いを嗅いではならない。自らを拷問にかけるのと同じだ。最初の数日間の献立は事前に作っておけば、あまりの空腹に耐えかねてサンドイッチに手を伸ばしてしまうようなことはなくなるはずだ。

もう一度強調しておこう。〝ご褒美〟はすぐにやってきて、渇望は消え去る。私にとって、グルテンを取り除くのは体全体を覆う濡れて重くなったウールのタオルを取り去るようなものだった。

体重は軽くなった。身軽にもなり、動きが格段に良くなった。思考も明瞭になった。2週間経った頃には、もう昔には戻りたくなくなっていた。

時には間違ってグルテンを体内に入れてしまうことがあると思うが、そのときこそ体がそういった食物を拒絶していることを悟るだろう。動きが鈍くなったり、めまいを覚えたり、朝の目覚めが極度に悪くなったりするはずだ。こういった症状はすべて二日酔いと同じだ。つまり、体はあなたに対してこういった食物はもう求めていないと伝えてきているのだ。

体が発する声に耳を傾けてほしい。

乳製品とのお別れで何が起こったか?

ELISAテストでグルテンと乳製品の両方に不耐症があることがわかった私だが、それぞれがもたらす効果を知るうえで、別々に変化を持ち込んで違いを体感することが重要だった。

セトジェヴィッチ博士の勧めに従い、まずは2週間小麦をやめてみた。これは、私の人生を根本から覆す経験だった。以前よりも体が軽くなり、強さも増し、私は次のステップに向かうことを決めた。食事から乳製品も取り除くことにしたのだ。

今度は、さらに目を見開かされる結果が出た。急激に体重が減り始め、家族は心配し始めた。これで今までと同じエネルギーを保てるのか？　タンパク質をとるために乳製品はいらないのか？　そして私がピザに背を向けることなどできるのか？

私は、グルテンフリーの食事をすべての人々に勧めることができる。たとえグルテン不耐症でなくとも、小麦によってもたらされるインシュリンの急激な分泌が体にいいはずがないのだ。そして私たちの多くはラクトース不耐症を抱えているので、乳製品でも同じことを試してみる価値がある。

ラクトース不耐症はよくある症状で、消化システムが乳製品に含まれている糖分・ラクトースを分解できないというものだ。この症状は決して愉快なものではない。膨満感、おなら、腸のけいれん、吐き気を催すこともある。もしあなたがグルテンフリーとインシュリン急上昇を避ける生活を2週間続けて、なお上記のような症状がある場合は、乳製品もやめてみてほしい。とりあえず、ミルク、チーズ、アイスクリームといったところだ。

もし乳製品に別れを告げることを決めたら、一つ注意が必要だ。乳製品を受け付けない人にとって大問題となるのは体質強化（特に骨だ）に必要なカルシウムを十分な量とれないことだ。だからといって私はあまりサプリメントは好きではない。栄養はできるだけ自然の食物からとったほうがよいという考えだ。

カルシウム源として代わりになるのは、ブロッコリー、そしてツナやサーモンなどの魚類で、これぞ私のカルシウム源だ。私はこういう食品が大好きだ。アーモンドミルクのようなミルク代用品も非常にカルシウムが多い。

一部のラクトース不耐症の人たちは食品内のラクトースを減らす発酵プロセスを経た乳製品なら食べることができる。「生きた乳酸菌」とラベルでうたっている商品なら大丈夫だ。ただし、一つだけ要注意だ。ヨーグルトは生きた乳酸菌を含む典型的な食品だが、多くのヨーグルトには糖分がたくさん添加されており、これはスナックバーと同じくらい体に悪い。買う前に必ず原材料のラベルを確認するようにしよう。

牛乳の半分は糖分

もう一つお伝えしておいたほうがよいだろう。乳製品が貴重なタンパク源であることは確かだが、それが「低炭水化物」食品とは限らない。もちろん、スナックバーやコカ・コーラほどではないが、グラス1杯の乳脂肪分1パーセントの牛乳には102キロカロリーが含まれていて、うち半分は糖分から来ていることをどれだけの人がご存じだろう？

もう一度繰り返す。グラス1杯の1パーセント牛乳のカロリーの半分は糖分なのだ。

「そんなバカな。どうしてそんなことがわかるんだ？」とあなたは聞くかもしれない。計算方法は次のとおりだ。

栄養士は食物に含まれるカロリー数値をタンパク質、脂肪、炭水化物のグラムによって計算する。タンパク質1グラムは4キロカロリーだ。炭水化物も同じだ。その一方で、脂肪は1グラム当たり9キロカロリーを含んでいる。よってタンパク質と炭水化物の総和グラム数に4を掛け、脂肪のグラム数に9を掛けて足すと、各食品の総カロリーが判明する。この方程式に基づけば、今後あらゆる食品の原材料ラベルを見ただけで総カロリーの中に占める糖分の比率がわかるようになる。

では、先ほどのグラス1杯の1パーセント牛乳をあらためて見てみよう。米国農務省（USDA）のラベルによると、内容は以下のとおりだ。

▼タンパク質：8グラム。これに4を掛けるとタンパク質は32キロカロリーを含有。

▼脂肪：2グラム。9を掛けると脂肪分は18キロカロリーだ。
▼炭水化物：13グラム（糖分からだ）。4を掛けて糖分は52キロカロリーとなる。
合計：102キロカロリー。

そして半分は糖分だ。

金輪際、乳製品と牛乳をやめろとあなたに言うつもりはない。ただ、私は食べるべきではないということだ。ここから、次の節で語る内容につながっていく。どんな食事にも大切なこと、それは中庸だ。

こんな内容を聞いていると、食べられる物は何もないような気がしているかもしれない。だが、実際には世界には新鮮で健康的で、かつ美味しい食べ物がごまんとある。あなたはまもなく、かつてなく栄養価がある食材で、美味しく楽しく食事ができるようになっている自分を見つけるはずだ。

私に活力を与えてくれる食品

人生のすべてはバランスと中庸だ。食べ物でも、運動でも、仕事でも、愛でも、セックスでも同じだ（まあ、セックスに中庸というのは少々おかしいが、意味はわかってもらえるだろう）。

昔の言い回しで、食べ物について「死につながる4つの白」というものがあった。白いパン、白砂糖、白い塩、白い脂肪だ。

これは必ずしも真実ではない。すでにお伝えしたように、たとえば全粒パンは白パンと同じくらい体に悪い。だが一番わかりやすい基準は、あなたの体質がどのようなものであれ、可能なかぎりこの４つを避け、どうしても避けられないなら、ほどほどにしておくのがよいということだ。

事実、私は健康的な良い食べ物を含め、あらゆる食べ物をほどほどに摂取するようにしている。そして次の章で詳述するが、私の考えでは何を食べるのかと同じくらい、「いつ」「どのようにして」食べるのかが重要なのだ。

私はどこへ行っても、以下の食べ物をつねに探している。

▼**肉、魚、卵**：鶏肉、七面鳥肉と、あらゆる種類の魚は私の好物だ。こういったものを少なくとも一日に1回か2回は食べている。赤身肉を食べるときは、できるだけ魚や鳥肉にし、可能なかぎり脂肪を落とすようにしている。

そして、どんな種類の肉または魚を食べるにせよ、最高の品質であることを確かめてほしい。魚で言えば、養殖ではなく天然の物を選んでほしい。肉なら、牧場で草を与えられた牛と平飼いの地鶏がいい。これまで多くの研究で、天然に近い環境で育った動物のほうが健康的で栄養価も優れていることが明らかになっている。

卵について言うと、私自身は朝にタンパク質をそれほどとらないので、卵はあまり食べない（私の具体的な食事プランは後述する）。だが卵は一日の終わりに肉を調理するのが面倒くさいときに、健康的に手軽に栄養を与えてくれる。

▼低炭水化物野菜：野菜は、人類が必要とするあらゆる栄養を含む天然の食べ物だ。ビタミン各種、ミネラル、食物繊維、抗酸化物質などだが、すべての野菜においてこれらのバランスが整っているわけではない。ビート、ジャガイモ、その他の根菜、そして瓜、カボチャなどの野菜はデンプンと炭水化物が多すぎる。私はつねづね最大限のエネルギーを得るために、日中のうちに炭水化物を集中的に摂取するようにしているので、タンパク質を重視している夕食時にはこういった物は避ける。

一方で葉野菜や茎野菜、たとえばブロッコリー、カリフラワー、インゲン豆、アスパラガスなどは、私の言葉で言えば「中庸」の野菜だ。これなら炭水化物もそれほど多くないし、一日の中でいつでも食べることができる。

▼**果物**：あくまでも糖分をとりすぎないように抑え目にしている。それでも、糖分をとるにあたって、果実に含まれるフルクトース（果糖）は一番上質な物だ。加えて、果物は栄養価も高い。特に私が好きなのはあらゆる種類のベリーで、少しずつ食べている。

▼**穀物類**（もちろんグルテンフリーの物）：私がいつも食べているのはほとんどがキノア（アンデス高原地帯が原産のアカザ科の穀物）、ソバ、玄米、オート麦だ。キノアとソバ粉があれば美味しいグルテンフリーパスタができる。

▼**ナッツおよび豆類**：一番良いのは火が通っていない生の物だ。練習が丸一日続く日に活力となってくれるのがこういった食物だ。体重を増やさずにタンパク質を補ってくれて、他にも食物繊維や一価不飽和脂肪酸など、体に良いものも与えてくれる。私のお気に入りはアーモンド、クルミ、ピーナッツ（これだけは生で食べるわけにはいかないが）、ヒマワリの種、カボチャの種、ブラジルナッツ、ピスタチオといったところだ。

▼**健康的なオイル**：私はいつもオイルについては可能なかぎりオリーブオイル、ココナッツオイル、アボカドオイル、亜麻仁油だけを使うようにこだわっている。

▼**豆果**（マメ科植物）：私が好きなのはヒヨコ豆（ホムスの原料）とレンズ豆だ。繊維と栄養価が豊富な黒豆とインゲン豆もいい。ただし塩分が高すぎる缶詰の豆は避けたほうがよい。

▼**調味料**：カギとなるのはケチャップやバーベキューソースのように糖分を加えすぎた調味料を避けることだ。マスタード、ワサビダイコン、酢、ホットソース、ワサビなどは非常に良い。あとはサルサ、それも自家製の物を忘れてはいけない。

▼**ハーブとスパイス**：ここで挙げきれないくらいたくさんの種類がある。テーブル上のバスケットのパンが恋しくなくなるくらい、いろいろな食事に取り入れて使ってほしい。

以上が私が食べている物の一覧表だ。

さらにどのように食べているか、そしてなぜ食べているかは、私のプロ生活向上プランにおいて重要な部分だ。このあたりについて、次の章で語っていきたい。

第5章 食事に関する、私のルール
——勝利するための食卓

私の食事についての〝本当の秘密〟

食物は情報だ。

この一文を覚えたら、あなたの食べ方は根本的に変わる。食物は体にどう機能するかを伝える情報なのだ。

もし、私の食事について〝本当の秘密〟を知りたいのであれば、何を食べているかを聞いてもダメだ。どのように食べているかを聞いてほしい。

私はつねづね口に何を入れるのかは本題の半分でしかないと信じている。残りの半分は、どのように食べ物が肉体とコミュニケーションをとっているか、そして体がどのように食べ物に対して反応するかなのだ。私は、肉体と食物には少しでも早く効率的に、なんの副作用もないままで一体になってもらいたい、と願っている。

私の祖国では、このような言い回しがある。

「エネルギーは口からやってくる」

あなたが摂取するすべての食べ物は、何らかの形で肉体に変化をもたらす。体に語りかけ、影響をもたらし、指示を出す。このコミュニケーションに意識が向くようになり、求める結果に近づけるよう学んでいくと、肉体と心理に最高の結果をもたらすことができる。

では、この食べ物と肉体の会話に加わる術をお伝えしていこう。

真っ暗闇のレストラン

われわれはファストフード文化の中で生きている。ファストフードとは「速く食べる」という意味でもある。これは競争なのか？　私が1位になったらだれかが賞金をくれるのだろうか？

数年前、食物についていろいろ知ろうとしていた私は、「ダン・ル・ノアール」というロンドンにあるレストランを訪れた。今でこそ似たようなレストランが世界中にいくつかできているようだが、当時は他のどこでもできないような経験ができた。食べ物がどうこうではなく、あの雰囲気が独特なのだ。「ダン・ル・ノアール」の従業員は全員まったく目が見えない人たちばかりで、食べるとき、あたりは完全な暗闇なのだ。

照明を落としてロウソクの炎を頼りに食べるわけではない。真っ黒のカーテンがあり、携帯電話も入口で預け、本当の完全に真っ暗闇なのだ。

ウェイターが待合室で迎えてくれて、食べ物の種類を教えてくれ、注文を書き取る。それからウェイターが手をとって真っ暗闇の空間に案内し、真っ暗闇で何の助けもない世界にあるテーブルに連れて行ってくれる。そして何を食べているのか想像もつかないままで食事をする。

ここの料理の味は衝撃的だった。味覚と嗅覚が最大限に研ぎ澄まされ、味が口の中で考えられないほど膨らむ。ゆっくりと、自然に食べるので、鼻と味蕾《みらい》で最大限に食事を堪能できる。これを経験してから、食べる速さを落として今日のファストフードメンタリティに抵抗することがどれほど大切かという自らの信念がさらに強まった。

ゆっくりと意識的に食べよう――食事に関する私のルール①

ここから導き出されるのが私の食事に関するルールその1だ。

「ゆっくりと意識的に食べよう」

アスリートとして、私の新陳代謝は速い。私の肉体は、試合のときには特に多くのエネルギーを必要とする。よって、食事はできるだけ効率的に消化し、できるだけ多くのエネルギーを保存しておきたい。

ここで、学生時代の科学の授業を思い出してほしい。消化には血液が必要である。私が試合しているときには、まさにこの血液が必要なのだ。もし消化システムがさらに向上し、かつ速くなれば、より早く肉体的活動に戻れ、この肉体的活動においてさらなるパワーを発揮できる（ちなみにこれが、つねづね私が氷水ではなく室温の水を飲む理由だ。氷は消化システムを冷やし、これを体温に戻すために血液が使われてしまう。これにより消化プロセスが鈍くなる）。

では速く食べるとどうなるか？　大急ぎで食事をかき込んだときの結果は、あなたでも私でも同じだ。

胃に食べ物が大きな塊として押し寄せてくるので、得た情報を処理する時間がない。胃が正しい時期に正しい情報を得られなければ、消化は遅くなる。体は「もう満腹だ」という信号を出さなくなる。よって食べすぎる。そして口腔に仕事をさせる時間を与えていないということになる。

具体的には、唾液に含まれるエンザイム（酵素）に口の中にある食物を分解させないので、胃が本来しなくてもいい仕事をしなければならなくなる。

再び、科学の授業だ。消化は口腔から始まる。噛むことにより、食べ物は細かく砕かれ、胃はこれからやってくる食べ物に対する準備をする時間ができるのだ。

もし短時間で食べるとすれば、口の中でまだ中途半端にしか噛んでいない大きな塊が腹部に降り、体は本来よりも過酷な条件でより多くのエネルギーを使い、食べ物を分解するために、やらなくてもいいことをやることになる。端的に言って、体に対して「食物と一体になれ」という信号を発していないのと同じことだ。

奇異に聞こえるかもしれないが、もう一度言っておきたい。肉体は、食べ物と一体になる必要があるのだ。これこそ消化プロセスの本質なのだ。

食事前にすること、食事中にしないこと

私は食事のためにテーブルにつくとき、まずは短いお祈りから始める。特に具体的な神とか、何らかの宗教の教えにしたがって祈っているわけではない。大声を出すわけでもない。それは内なる自分との対話の一環だ。

そして祈りを捧げるとき、今でも全世界で何千万人か、あるいは何十億人の単位で、今日の食べ物について心配しなければならない人がいることを私自身に言い聞かせる。おそらく戦争時代を生き抜いたことでそういう考えに至ったのだろうが、私は目の前に食べ物があることを当たり前だと思ったことがない。つねづね食べ物は恵みであると自分に言い聞かせている。

食事中には、テレビは観ない。Eメールも見ないし、ショートメッセージを送ることもないし、電話で話すこともなく、長々と話すこともない。そして嚙むときには、フォークを目の前に置き、嚙み砕くことに集中する。

そしてその間にも、消化の過程はすでに始まっている。唾液に含まれるエンザイムが食物と混ざり、胃に到達する頃には「情報」として形をなしている。

これは、だれかに自宅までの道のりを説明するのと同じことだ。詳細を伝えれば伝えるほど、相手が目的地にたどり着くのが容易になり、時間も短縮できる。胃や次の段階におけるエネルギーレベルのことを考えると、自分の肉体には時間を無駄にしてほしくない。

体に明確な指示を与えよう――食事に関する私のルール②

続いて私の2番目のルールが出てくる。

ルールその２「体に明確な指示を与えよう」。

私は、与えた食事と肉体がどのようにつながってほしいと考えているのか？

私たちの肉体は、食物をおもに2つの目的で使う。１つ目は足を動かし続ける、心臓の鼓動を続けさせる、ラケットを振るといった活動のエネルギー源としてだ。炭水化物が私たちの日常活動におけるおもなエネルギー源である。

２つ目は、治癒と回復だ。長い練習であれ、オフィスにおける長時間労働であれ、一日にもたらされたダメージの修復だ。私たちの肉体は筋肉の修復、新しい血液細胞の組成、ホルモンの再分泌などの際にタンパク質（およびその他の栄養素）を活用する。

その際、従業員を動かすときと同じように、肉体に対しても優先事項の一覧を与える必要がある。「まず、これをやってくれ。それから、次にやってほしいのはこれだ」というものだ。

日中は、私の体には可能なかぎりエネルギーを発してもらいたい。練習だけで十分に忙しいのだから、どれほど重要なことでもそれ以外の何かで時間をとられたくない。だから私が昼食時までの一日の前半に摂取するカロリーの大半は、エネルギーに変換されやすい炭水化物だ。

そのため、ほとんどタンパク質がない炭水化物をとるときには、いつも自分の体に言い聞かせる。「エネルギーが必要なんだ。だからとれるだけとってくれ」。

こうして私は自分の肉体にグルテンフリーパスタ、米、オートミール、その他のグルテンフリーで炭水化物が豊富な食材を日中のエネルギー源として与えるのだ。

夜になると、もはやエネルギーはいらない。疲れているし、熟睡したい。だから夕食時には、肉体に「今日作った傷を修復してほしいんだ。だからこれから君に与えるプロテインを使って必要なことをやってくれ」と語りかける。このときこそ鶏肉などの肉類や魚が大きな役割を果たす。

第4章で説明したとおり、果物と野菜は私の食生活において大きな部分を占めているが、時間帯によって期待する役割は大きく異なる。

朝食時であれば、私は素早く燃焼するエネルギーを欲しているので、ベリー類やその他の果糖が豊富な果物を食べる。昼食時には、あらゆる果物と野菜を口にする。だが、夕食では炭水化物を抑え目にしている。そこでサラダや葉野菜など、水分が豊富な野菜を重視しているが、ほとんどの果物（特にリンゴやナシのような白い果実だ）と炭水化物がやたら多いほとんどの根野菜は避けている。

このように食べることにより、肉体に必要な栄養素が行き渡ることを確かめているのだが、同時に必要な情報も届けるようにしている。これから紹介する食事プランを見れば、こういう食事はじつにシンプルなものであることに気づくはずだ。

前向きであれ――食事に関する私のルール③

ここでルールその3だ。「前向きであれ」。

食事中に私が決してテレビを観ない理由の一つがそこにある。テレビに前向きな話などほとんど出てこないではないか。

私は何を食べるかだけでなく、同時に食べ物をどう扱うかによって、それが明るいエネルギーも暗いエネルギーも運ぶことがあると信じている。

この理由を話す前に、以前私が言ったことを思い出してほしい。「オープンマインドであれ」。

昔、東洋医学に関する素晴らしい実験を目にしたことがある。ある研究者が2つのコップに同じ種類で同じ分量の水を1杯ずつ入れる。片方のグラスには、ポジティブなエネルギーを伝えた。愛、喜び、幸せ、人生におけるあらゆる善だ。

そしてこの研究者は、もう一方のグラスにあらゆるネガティブなエネルギーを吹き込んだ。怒り、恐れ、敵意といったものだ。要はグラスに対して呪いをかけたのだ。

そして彼は両方のグラスに入った水をそのままにして数日間放っておいた。

この2つの水の数日後の違いはあまりにも大きかった。後ろ向きの考えを吹き込んだ水は緑にくすみ、まるで藻か何かが水中に発生しているようだった。もう片方のグラスは数日経った後でも透き通ったままだったのだ。

そんなバカな、とお思いだろうか？　気持ちはわかる。だが私にとって、このテストはこの世界にあるあらゆるもの——人間、動物、物体、とにかくすべてだ——は同じエネルギーを共有しているという証拠だ。

そこには食べ物も含まれる。いや、「食べ物こそ特に」と言うべきか。

だから私は、恐怖とか心配とか怒りといった暗い感情を抱えながら食事をすれば、味わいもなくなり、そこから得られるエネルギーも減少すると信じている。与えれば、得られるのだ。だからこそ、私は食事前に必ず祈るのだ。食べ物の前では、いつも謙虚でありたい。今はかつてなく食べ物に感謝している。食べ物と私は、いつも順調に良い関係を築けてきたわけではなかったからだ。

量ではなく、質を追求せよ――食事に関する私のルール④

４番目のルール「量ではなく、質を追求せよ」。

プロスポーツの世界において、アスリートたちはつねづね「十分」ではないことを恐れている。十分な燃料、十分な水分補給、十分な栄養……。大多数のアスリートたちと同じく、私もまた十分な食物をとれていないのではと不安だった。「もしオレが途中で息切れしたらどうするのだ？」。いつも自問自答していた。「今日丸一日の練習を支えるだけの十分なエネルギーを補給できているのか？」。

だからいつも余計に食べていた。満腹のときでも食べ続け、練習中も防腐剤や糖分まみれの「エネルギーバー」を無理やり食べた。こうして私は必要以上の食物を胃に詰め込み、処理しきれないほどの膨大な情報を送りこんでいたのだ。

こういう高カロリーの栄養源をカットしたとき、私の周囲にいた人たちは何をやらかしているのかと疑心暗鬼だった。ホエイ（乳清）プロテインのスムージーもなしか？　山盛りのパスタもなしか？　ピザもなし？　さまざまな人が私に忠告してきた。「そんなことでは、お前は必要な強靭さとエネルギーが得られないぞ！」。

だが私は何かを食べるのが少なすぎる、あるいは多すぎるということを心配するよりは食べる物の質に気を配るほうがはるかに大切なのだと学んでいた。

私がここで語っているのは「健康的な食品」に限られることではない。私たちの多くは健康的な食品がどのような物か知っている。

だが健康的な食品にも程度がある。新鮮なトマトと、トマトから精製されて保存料が入ったソースには明らかな違いがある。なので私は可能なかぎりオーガニックで、天然で、精製されていない物を選んで食べるようにしている。こういった食品から得られるエネルギーはよりクリーンなものであり、消化のプロセスも速くなるのだ。

たとえば、あなたがホテルかスパに行ったときのことを思い出してほしい。おそらく、そこには明るい色で、輝いていて、完璧な見た目のリンゴが入ったボウルが置いてあったはずだ。そういうリンゴに手を出す人はいない。何日もそこに置いてあった可能性が高いからだ。そういうリンゴは、今後も腐りそうにない。考えてみると、気持ち悪い話だ。

化学薬品は「体重を増やせ」と指示する

私たちが口にする食物のあまりにも多くに殺虫剤だの防腐剤だのがふりかけられているにもかかわらず、私たちはこういう化学薬品がいざ体内に入ってしまったらどういう働きをするかよくわかっていない。

実際、こういう化学薬品は肉体にどんなことを伝えるのか？　多くの研究でわかってきていることは、こういう化学薬品が肉体に対して出す指令の一つは「体重を増やせ」だということだ。

初めは、すべての作物がオーガニックだった。しかしそこからわれわれは殺虫剤だの、抗生物質だの、特殊栄養剤だのを使うようになってしまった。小麦がいい例だが、一部の農作物では遺伝子組み換えが行なわれている。これもビジネスの一環ということは私もわかっている。生産者は作物をより大きくして見た目も良くしたい。そうすればもっと高い価格で売れる。否応なく、質よりも量を重視するようになるわけだ。

オーガニック食品が通常より高いのは当たり前だが、天然の魚や放牧牛、放し飼いの鶏肉も通常より高くなる。私に言わせれば、こういう食品にはそれだけの投資をする価値がある。もちろん、だれもがこういう特別な食品にお金をかけられないのはよくわかっているが、もしそのお金を払えるなら、ぜひやってみてほしい。

オーガニック食品を選択しても格安で手頃にするには、私と同じことをすればよい。自炊だ。たとえ2週間ごとにさまざまな都市（さまざまな国）を転々とするときでも、私は自分が食べるものはほぼすべて自炊している。

よって私はいつでも自分で調理できるキッチンがついたホテルを探す。家族もよく私と一緒に遠征に行くので、妻か母がつねに冷蔵庫と棚に健康的な食材が揃っているか確認する。こうして私は自分の食事の材料、分量、摂取のタイミングをコントロールしている。そして、身のまわりにいつも上質な食材を揃えている。冷蔵庫に新鮮な果物とか、ナッツ、タネ類、ココナッツウォーター、ココナッツオイル、アボカド、新鮮な魚……。そしてこういった物でどのような料理を作るのかは、後ほどのお楽しみにしておこう。

「変われ。さもなくばもっと深刻な問題が起きる」

私の食事が変わり――そして食事を変えて以来の成功により――私は多くの人々から注目されるようになった。私の成功に大きな役割を果たしたのが食事だと話すと、多くの人たちが中身を知りたがり、試してみようとする。今や、大会に行くたびにフードサービスがあるテントに行くと、コックさんたちは私の顔を見てグルテンフリーのパスタに火を通す。

数年前にそんな物を食べるのは私だけだった。今や他のプロテニス選手たちもグルテンフリーパスタを食べるのをよく見かける。私の影響か、他の選手たちそれぞれが抱えるグルテン不耐症が理由か、それともグルテンフリーだと消化によいことに気づいたからなのか（グルテンは糊《グルー》のような物だ。よってグルテンを含む食物はくっつきやすく、グルテンフリーの食材と比べて消化にかかる時間が長くなる）。だがここで一つ確かなことがある。私がグルテンフリーパスタを食べ始めた頃、そんな物を食べる選手はだれ一人としていなかった。今はたくさん見かける。

最近は噂が広がるのが早い。多分、グルテンフリーの食事だけでなく、健康的で、栄養価豊富な食品全体に対する認識が広まってきたのだろう。今はかつてないほどに、どの食材が体に良くてどれが良くないのか、多くの人々が知っている。そして加工されたファストフードは決して良い物ではなく、悪い食品の便利さがじつはふだんの生活におけるストレスをさらに悪化させているということに気づきつつある。

だがそれでもまだつながっていない点がある。私にはそれがよく見えるし、きっとあなたも実感しているはずだ。知っていることと実践することは、まったく別のことだ。多くの人々は何を食べるべきか知っているが、まだ不健康な選択を続けている。

だからこそ食べ物を情報として捉えるのが重要なのだ。まずは自問してみてほしい。「何か不健康な物を口にしたとき、私はどんな気分になるのだろう？」

まだ口の中に砂糖・塩・脂身の味が残っているくらい直後の話ではなく、もう少し後の話だ。悪い物を食べれば、肉体はそれを知ることになる。そして体は叫び声をあげてシグナルを送ってくるはずだ。

「こんな食べ物はダメなんだから、これから代償を支払ってもらうぞ！」

たとえばどんなシグナルだろうか？　眠気が襲ってきたり、消化不良が起きたり、あるいは頭痛とか頭がぼんやりするとかだ。

もし長期間にわたり不健康な食生活を続けているなら、体はもっと深刻なシグナルを送ってきている。体重が増えすぎ、糖尿病、ガン、心臓病といった病気にかかる可能性は飛躍的に高まる。これもまた、体があなたに語りかけているのだ。もし今の外見または気分が嫌だと思っているなら、これもまた情報なのだ。体があなたに対して「変われ。さもなくばもっと深刻な問題が起きるぞ」と言っているのだ。

ここでもう一度自問してみてほしい。体に良い物を食べるとき、どんな気分だろう？

私の答えは単純明快だ。最高の気分になる。これが私の得た教訓であり、これを指標にすれば食べ物を選ぶのが簡単になる。

では、どれくらい食べるといいのか？

この質問はよく受ける。実際、いい質問なのだ。

話は人それぞれが違うという原点に戻る。あなたが必要としている栄養は、私とは大きく異なる可能性も高い。だが一つ、だれにでも当てはまる真実がある。食べすぎれば、気分が悪くなるということだ。

大部分のプロアスリートたちと同じく、私もかつて十分なエネルギーを消費しているか不安に思っていた。だが「十分」に食べるということ自体に私は縛られ、弱くなっていた。それはラケットを握るとすぐにわかった。食べ物をまだ消化しきれていなかったのでふだんのダイナミックさがなく、コート上でキレのある動きができない。腹部に対して過剰な情報をぶち込みすぎていたのだ。

アスリートではない市井の方々にとっては、恐れていることは多分この正反対だろう。「私は食べすぎではないか？」。結果として、やたらと食物の分量を量ったり、カロリー計算をしたり、食べ物のことでいらぬ騒ぎをするのではないか。

今や、私はプロのアスリートだ。もし望めば、私の食事を管理してカロリー計算をしてくれる専門家を雇うこともできた。だが、だれ一人としてあなたに必要な栄養素をあなた自身より知る人がいないように、私の栄養に関するニーズを私よりよくわかっている専門家はいない。

日中に、何か燃料になる物が欲しいと思うことはないか？　食べすぎてしまったとすぐさま気づくことはないか？　あるいは、どうしようもなくだるさを感じたことはないか？　絶対にあるはずだ。こういった感覚にもう少し注意を払えば、もし、もう少しゆっくり食べ物に集中して食べれば、きっと必要な食べ物に関する本物の「第六感」を得られる。

おそらく多くの人が、エリートのアスリートたちが練習中にとんでもなく大量のカロリーを摂取しているという話を聞いたことがあると思う。それは確かにアスリート本人には有効だ。だが私は自分がどれくらいのカロリーを食事で摂取しているのかは知らない。それよりは私自身の体の状態を知り、必要な燃料を注入することのほうを重視している。

自分の肉体が発する声

ここからは、ふだんの私の食事について話していきたい。まずこの点を事前に伝えておく。これは決して「これしかない」という融通が利かないプランではない。ここで提示する例には変化の余地がある。私も日によっては忠実に従うし、日によっては全然無視することもある。繰り返すが、これは私がいかに自分の肉体が発する声に耳を傾けて理解しているかという話だ。

ここで紹介する一覧から、2つのことをくみ取っていただきたい。

1つは、私がどれくらい自分の気分に従って口に入れる食べ物を選んでいるか、そして2つ目に、あなた自身でいろいろと試してみる余地があるということだ。

第3章で、私は体の特定の部分が特定の食べ物を特定の時間帯に求めているという東洋医学の理論について触れたが、私はこの理論が好きで、これに忠実であろうとしている。テニスのために年がら年中世界中を回っていて、時差があり、つねに新しい場所と文化になじんでいかなければならない環境にいる。それでも私はこの東洋医学の理論をつねに頭のどこかにとどめていて、少しでも実践するようにしている。

私が一種の宗教として守っている4つの原則、

①ゆっくり、意識的に食べよ。

②肉体に明快な指示を出せ。

③前向きであれ。

④量ではなく、質を求めよ。

これらは実際に次のように自分の食事計画に組み込まれている。

私が氷水を飲まない理由

ほとんどの人に毎朝行なう習慣があると思うが、私のものはおそらく他の大多数の人々のものよりも厳格だ。

私がベッドから出て真っ先に行なうのが、グラス一杯の室温の水を飲むことだ。それまで8時間にわたり何も飲まずにいるので、体は機能し始めるために水分補給を必要としている。水は肉体の修復プロセスにおいて必要不可欠なものだ。水分補給が不十分だと、体調維持に大きな支障をきたすことになる。

私は理由があって氷水は避けている。私の予定には絶えずトレーニングと練習がつまっている。ほとんどの日において、私はまずいくつかのヨガの動きから始める（詳しくは第7章）。あらゆる運動において、それが単なるストレッチ運動であっても、筋肉への良好な血流が必要となる。氷水を飲んでしまうと、体は水を体温（37度）まで温めるために消化器官へ余計な血液を送り込む必要がある。冷水を温める過程ではいくばくかのカロリー燃焼につながるが、それにより消化が遅くなるうえに、私が本当に求めている筋肉への血流が妨げられてしまう。よって朝だけでなく一日を通して、私はおもに温かい水を飲むようにしている。

ところで、一部の食事に関する本には、消化に時間をかけるほうがよいと書いてある。つまり胃にずっと食物を残しておけば空腹にならないということだ。これから4時間にわたり、座ってテニスの試合を観戦するならそれもよい。しかし、これから試合でプレーするなら、これはいただけない。消化に時間がかかるということは無精になり、動くのがいやになり、運動量も減って膨満感と疲れが襲ってくるということだ。だから「いつも満腹」とうたっている食事法には安易に乗らないほうがよい。

スプーン２杯の蜂蜜

私の朝の習慣の２つ目はあなたを驚かせるかもしれない。スプーン２杯の蜂蜜を口にするのだ。それも毎日だ。できるだけマヌカハニーというニュージーランド産の物をとるようにしている。これはマヌカという木で育てられたミツバチからとった色が濃い蜂蜜で、通常の蜂蜜よりもさらに大きな抗菌作用がある。

蜂蜜は糖だ。だが肉体は糖分を必要としている。特に果実や野菜、そして蜂蜜に含まれている糖分であるフルクトースを必要としている。肉体が必要としていないのはチョコレートやソーダ、あるいは瞬時に糖分を補給することができる大部分のエナジードリンクなどに含まれていて、飲んだ瞬間に「ワオ！」と声が出てしまうような精製されたスクロースのほうだ。

私は「ワオ！」が好きではない。「ワオ！」はNGだ。もし今「ワオ！」があるなら、すなわち30分もしないうちに「ウッ！」があるということだ。悪い糖分をとると血糖値が乱高下することになる。これではアスリートとして到底やっていけない。

良い糖分、すなわち天然の糖分で果実や蜂蜜に含まれているもの（フルクトース）は、グリセミック指数も高くない。実際、第4章でご覧いただいたとおり、蜂蜜はほとんどの「健康意識が高い人たち」が食べる全粒パンよりもインシュリンの急激な分泌が少ないのだ。

朝食時間のパワーボウル

ちょっとしたストレッチまたは軽い美容体操を終えたら、朝食の時間だ。ほとんどの場合、私はパワーボウルと称して、通常サイズのボウルに以下の材料を混ぜた物を食べている。

▼グルテンフリーミューズリー、またはオートミール
▼一握りの分量のさまざまな種類のナッツ：アーモンド、クルミ、ピーナッツ
▼ひまわり、またはカボチャの種
▼スライスにしてボウルに入れる果物：バナナやあらゆる種類のベリー
▼ココナッツオイル（電解質やミネラルが含まれているからよい）：小スプーン１杯
▼ライスミルク、アーモンドミルク、またはココナッツウォーター

ご覧のとおりさまざまな原材料があって、材料の割合も変えればいくらでも組み合わせがあるのだ。こういった物をボウル１杯分食べれば、私にとってはそれで十分だ。もしそれ以上何か欲しくなったら――めったにないが――約20分間待ってからグルテンフリーのトーストパン、ツナ、アボカドを食べる。私はアボカドが大好きだ。

私が通常の朝食の後、タンパク質をとるために20分の間隔をあけるのにはきちんとした

理由がある。もう想像がついているかもしれないが、消化とゆっくり食べるということと深くつながっている。胃は炭水化物とタンパク質を別個で消化する。もし肉のタンパク質と炭水化物を同時に摂取すれば、消化のプロセスがどうしても遅くなり、余計にエネルギーが必要になるので胃にさらなる負担をかけることになる。だから胃に対して適応する時間を与える。胃に炭水化物のシグナルをまず送り、それから重厚なタンパク質のシグナルを送ろうとしているようなものだ。

思い出してほしい。食物は情報なのだ。

トレーニングをこなす燃料

私にとって、典型的なランチとは野菜入りグルテンフリーパスタだ。このパスタはキノアかソバで作られている。野菜について言うと、選択肢は膨大にある。アブラナ、新鮮なトマト、時にはキュウリ、大量のブロッコリー、大量のカリフラワー、インゲン豆、ニンジンなどなどだ。こういった野菜類とパスタとオリーブオイル、そして少量の塩を混ぜる。これらを混ぜると私好みの美味しい物ができる。

私が食べないのはトマトソースのようなこってりとしたソースだ。トマトソースについては――たとえママが自宅でゼロから作った物であったとしても、だ――ほとんどの場合、缶詰の材料を使っており、そこには添加物が含まれている。しかも、こういう胃がもたれるソースは消化を遅らせてしまうのだ。

付け加えておくと、試合当日はだいたい正午から練習を始めて本番が午後3時くらいに始まるので、試合に向けた準備として昼食で多めのタンパク質をとるようにしている。だがほとんどの場合、昼はパスタさえあれば十分だ。

ふだんの日中は、トレーニングと練習をこなすための燃料が必要だ。そこで私がやっているのが以下の内容だ。もっとも、実践する時間は日によってまちまちだ。

練習中は、フルクトースのエキスが入ったエネルギードリンクをボトル2本飲む。これなら胃もたれすることもないし、滋養は与えてくれる。このドリンクに入っているのは電解質、マグネシウム、カルシウム、亜鉛、セレン、そしてビタミンCだ。マグネシウムとカルシウムは心臓と筋肉の機能を助け、けいれんを防ぐ効果がある。湿度が高い日は、多くの体液を失うのでさらに電解質の水溶液を持ち込む。

当然ながら、水分補給は一日を通して大きな課題だ。何をするにせよ、私はいつも水を持っていくようにしている。かつて私は脱水症状を経験したことがあるが、そのときに猛烈なノドの渇き、めまい、エネルギーとパワーの不足、時には感覚麻痺さえシグナルとして送られてきた。

同時に私は水分のとりすぎにもならないよう気をつけている。多すぎる水分のせいで、せっかくとった有益なミネラルとビタミンを流してしまいたくない。私は自分の尿が透き通っていれば、多少水分過多だということに気づいた。おしっこには、多少の色がついているほうがいいのだ（こんなことを書くのは情報過多ということになるだろうか？）。

練習後に、私は水と米か濃縮豆プロテインを混ぜたオーガニックのプロテイン（医療用プロテインと呼ばれることもある）と濃縮サトウキビジュースを飲む。ホエイ（乳清）やソイ（大豆）のプロテインシェイクは飲まない。私にとっては、これが最速のエネルギー補給なのだ。

エネルギーの高まりと集中力の喪失

試合前に、どうしても燃料補給したいときには、25ミリグラムのカフェインが入ったパワージェルを口にする。しかしこれは注意深く行なっていることだ。それ以上の量を摂取したことはない。エネルギーはこれで高まるが、引き換えに集中力を失うようなことはしたくない。一部の人は5杯のコーヒーやコカ・コーラの大型ボトルでエネルギーを高めようとしているようだ。こういうのは、必ず破綻する。それも激烈な破綻がやってくる。

試合中は、デーツ（ナツメヤシの実）のようなドライフルーツを口にする。ティースプーン１杯か２杯の蜂蜜を口に含むこともある。私はつねづね糖分はフルクトースに限定してこだわっている。こういう例を除くと、私が消費する糖分の大部分は先ほど触れたトレーニング用のドリンクから来ている。

それから、夕食の時間が来て、私は肉か魚の形でタンパク質をとる。オーガニックか、牧草を与えられているか、放牧されているか、天然の物で、ふだんはステーキか、鶏肉か、サーモンが多い。可能なら肉はローストかグリルにして、魚は蒸すか短時間茹《ゆ》でるかのどちらかで注文する。食物は天然に近ければ近いほど、栄養価も高くなる。私はこういった食べ物と蒸したズッキーニやニンジンなどの野菜類を組み合わせる。時にはヒヨコ豆やレンズ豆、スープなどを加えることもある。

多くの人たちがアルコールについて私に聞いてくる。どのみち私はビールまたは小麦から蒸留されたウォッカは飲めないので、そもそも考える意味がない。大会中にアルコールを飲んだことはない。これがすべての答えだ。

ときどきグラス１杯の赤ワインを飲むことはある。これはアルコール飲料だとは思っていない。ある種の治癒薬のような物であり、聖なる飲み物だと考えている。赤ワインが心臓に良いという研究についてはだれしも聞いたことがあるはずだ。だからといって、飲みすぎることはない。消化器官内の酸性度を高めるという一面もあるので、私にとってはあまり嬉しいことではない。

その点、お茶は一日を通していつ飲んでもよいものだ。私が好きなのは、カフェインが入っていないにもかかわらず目覚まし効果があるリコリスティーだ。これは血液の循環にもよい。同じく、私は上質なジンジャーレモンティーも好きだ。

一週間分の栄養

こうして読者の皆さんは私の食物に対するアプローチをご覧になったわけだ。私の食生活はつねに進化しており、今後もさらに良いものにしていくつもりだ。

ここに示す一週間分のグルテンフリー・乳製品なしのメニューは私にとって非常に有効であり、あなたご自身のメニューにも役立つことを願っている。★印をふった食物のレシピは付録に収録している。

【月曜日】

▼朝食：ベッドを出たらまずは水／蜂蜜（大さじ２杯）／パワーボウルミューズリー★（無糖アーモンドミルクかライスミルク付き）／フルーツ

▼午前中の間食（必要であれば。以下同）：グルテンフリーのパン。またはアボカドとツナを加えたクラッカー

▼昼食：ミックスグリーンサラダ／グルテンフリーパスタ　プリマヴェーラ

▼午後の間食：カシューバター付きリンゴ／カンタロープ（ウリ科マスクメロン）、スイカ、その他メロン

▼夕食：キノア付きケールサラダ／ミネストローネスープ／シンプルハーブ風味サーモン★

【火曜日】

▼朝食：ベッドを出たらまずは水／蜂蜜（大さじ２杯）／カシューバター付きバナナ／フルーツ

▼午前中の間食：アーモンドバターと蜂蜜を加えたグルテンフリーのパン

▼昼食：ミックスグリーンサラダ／スパイシーソバサラダ★

▼午後の間食：フルーツ＆ナッツバー（カインドバー〈携行食の一種〉のような物）／フルーツ

▼夕食：ツナニース風サラダ／トマトスープ／ローストトマト★

【水曜日】

▼朝食：ベッドを出たらまずは水／蜂蜜（大さじ2杯）／カシューバターとバナナが入ったグルテンフリーオーツ★／フルーツ

▼午前中の間食：自家製ホムスとリンゴ・生野菜の前菜★

▼昼食：ミックスグリーンサラダ／パワーペースト入りグルテンフリーパスタ★

▼午後の間食：アボカド　グルテンフリークラッカー添え／フルーツ

▼夕食：フレッシュミックスグリーンサラダ　アボカドと自家製ドレッシング添え／ニンジン・ジンジャースープ／丸ごとレモンローストチキン

【木曜日】

▼朝食：ベッドを出たらまずは水／蜂蜜（大さじ2杯）／パワーボウルミューズリーに無糖アーモンドミルクかライスミルク／フルーツ

▼午前中の間食：リンゴと一握りのカシューナッツかアーモンド

▼昼食：キノア、鶏肉、リンゴ、アボカド、自家製ドレッシング入りミックスグリーンサ

ラダ

▼午後の間食：ロースト・タマリ・アーモンド★／フルーツ

▼夕食：アボカドと自家製ドレッシング付きフレッシュミックスグリーンサラダ／玄米入り自家製チキンスープ／シーバス（スズキ）のマンゴーとパパイヤサルサ添え★

【金曜日】

▼朝食：ベッドを出たらまずは水／蜂蜜（大さじ2杯）／バナナとカシューバター／フルーツ

▼午前中の間食：グルテンフリーのパンまたはツナとホムスを添えたクラッカー

▼昼食：マンゴーココナッツスムージー★／グルテンフリーパスタ　プリマヴェーラ

▼午後の間食：フルーツ&ナッツバー／フルーツ

▼夕食：フレンチオニオンスープ／キノア、アボカド、七面鳥の胸肉、自家製ドレッシング入りのフレッシュミックスグリーンサラダ

【土曜日】

▼朝食：ベッドを出たらまずは水／蜂蜜（大さじ2杯）／グルテンフリーオーツのカシュー

バターとバナナ添え
▼午前中の間食：ブルーベリーアーモンドバタースムージー★
▼昼食：キノア入りケールシーザーサラダ
▼午後の間食：スパイスビーフジャーキー／フルーツ
▼夕食：フレッシュミックスグリーンサラダのアボカドと自家製ドレッシング添え／豆スープ／スモーキーサーロインステーキ★／大量のベイクドポテト★

【日曜日】
▼朝食：ベッドを出たらまずは水／蜂蜜（大さじ2杯）／ストロベリーバナナスムージー／フルーツ
▼午前中の間食：グルテンフリーのパンのアーモンドバターと蜂蜜添え
▼昼食：サンドライトマトとキノアサラダ★
▼午後の間食：ローストタマリアーモンド／フルーツ
▼夕食：フレッシュミックスグリーンサラダのアボカドと自家製ドレッシング添え／トマトスープ／クリスピースイートポテトフライ／バンズ抜きパワーバーガー★

第6章 圧倒的成果を出す、思考のトレーニング

――集中力強化とストレス解消戦略

グルテンを含む食物が精神に与える影響

私にとってトレーニングとは、へとへとになるまで走り込んだり、同じテニスのスキルを何千回も何年にもわたって呼吸と同じくらい私の体になじませるだけのものではない。そういう練習がたくさん必要なのも確かだが、すべてではない。テニス界には昔から言い古された格言がいくつもあり、私が一番好きなのは次の言葉だ。

「このゲームは一見コート上にあるラインとラインの間で行なわれているように見えるが、実際はお前の耳と耳の間で行なわれているのだ」

この言葉は私が食事について語っていることと見事につながっている。適切な燃料は単に肉体だけの力になるわけではないからだ。

かつて私が悪戦苦闘していた時期、つまり肉体のための適切な食事についてわかっていなかった頃、私はいざというときに肉体的に動けなくなっていただけではなかった。体のけいれんと同時に、脳もけいれんを起こしていたのだ。考えうるかぎりでもっとも大きな重圧がかかる場面ですら、私の頭の中にはモヤがかかっていて集中しきれていなかった。ラファエル・ナダルが時速230キロのサーブをこちらへ打ち込んでくるという状況は、このうえもなく心身ともに集中している瞬間のはずだが、今だからこそ告白するが、心理的にも感情的にも、何かがうまくかみ合っていなかった。

当時の問題は何か。それは、最近多くの医者たちが使い始めた「穀粒脳」（グレイン・ブレイン）だったのだ。

グルテンを含む食物はうつ病や無気力、あるいは痴呆や精神疾患にさえもつながっている。よって「思考」を肉体と同じように遇する必要がある。つまり、適切な滋養を与えるということだ。

だが同時にエクササイズも行なわなければならない。

多くの人たちが「どうやってメンタルゲームに向けて鍛錬すればいいのか？」と聞いて

くる。すでに話したとおり、私は体と同じく脳のためにも食べているのだ。

あなたにもできる平静さと明快さをもたらすメンタルエクササイズはいくつも存在する。ここではすべての秘訣を明かすことはできない――私はまだ今後のキャリアが残っている現役選手なのだ――が、私はいくつかのメンタルテクニックを使って練習中と試合中に思考をシャープにし、集中できるようにしている。もっとも、私はこういったテクニックを「トレーニング・メソッド」とは思っていないのだが……。

ドアプレートを「閉店」から「開店」にひっくり返そう

私は世界中を旅する中で、オープンマインドであることがいかに大切で、どのように私自身の態度を変えてきたのかを何度も語ってきた。だがここで、私はあえてオープンマインドの欠如が日々の生活において、どれほど感じ方や振る舞いにそのつど影響を与えるのかを伝えておきたい。

たとえば、今日頭痛がするとしよう。病院に行って医師に「頭痛がするんですが」と伝えると、「了解、ではこちらが薬です」といって錠剤を渡される。西洋医学でよくあるやり方だが、これは症状に対するもので根本原因に効くものではない。

他の文化圏における医学（漢方、アーユルヴェーダなど）は、根本原因を治療することに主眼を置いている。時として「治癒する」にはグラスに水を1杯飲むだけでいいという単純な場合もある（脱水症状から頭痛が起きることもあるのだ）。だが西洋医学の医師は、自らの専門分野研究と経験だけに基づいて判断することがままある。私の経験から言っても、西洋医学の一分野を学んだ医師は代替治療に見向きもせず、時間をかけようともしない。彼らは自らの専門分野外からの観点で考えようとはしない。

お断りしておくが、私は西洋医学を完全否定するつもりは毛頭ない。もし私の膝がダメになって元に戻すために手術が必要となったら、間違いなく私はあらゆるつてをたどって最高の西洋医学の医師の治療を受けるはずだ。

だが、これは私がいかにして今まで世界中で出会ってきた人々の経験を収集・吸収し、どのようにして私にとって有効なシナリオを作り上げてきたかという話に戻ってくる。もしだれもがこれを実践していたなら、私たちはもっと幸せで平和な世界に生きているはずだ。そして何より、もっと健康になっていたはずだ。人生はまだ発展途上にあり、思考と心がともに開けているときのみ、進化できる。そうでなければ、あなたは簡単に悪い方向へ操られてしまうだろう。

この考えについてはすでに触れているが、ここでさらに付け加えておきたい。人は懐疑的になれば悪意のある他人に操られることはないと考えている。今日の思考の根本は、論理的・理性的・現代的だ。「これが有効だという証拠を見せてくれ」と相手に言うことだ。そして懐疑主義は多くの場合、当然のことだとされている。

たとえば、インターネットは私たちにあらゆる分野の「権威ある」情報を与えてくれるが、どうしてそれが本当に正確だと信用できるのか？

すべての「専門家」のアドバイスには背景があり、たとえ相手が本当にあなたを助けようとしているかに見えても、それが最終的には相手のためにもなる場合があることに気づくべきだ。だから懐疑心が新しいアイディアを拒絶しないようにしながら、「証明された」ものと新しい情報の両方を精査することが大切なのだ。

あなた自身だけがあなたに関する最終的な権威なのだ。時には何か新しいことを試してみて、自問して自分自身の答えを見つけなければならないときがある。「これは私に有効なのか？」

この本当の意味がおわかりだろうか？　自らに対して客観的に分析しなければならないのだ。そこにはオープンマインドが必要となる。

それができる人は多くない、いやほとんどの人はやろうとすらしない。

自分に問いかけたい、3つの質問

もう一度頭痛の例に戻ろう。頭痛を取り除くには、錠剤が一番手っ取り早いかもしれない。そして、あなたは錠剤を体内に入れる。錠剤の種類にもよるが、肝臓や胃に悪いかもしれない。もし今晩頭痛がぶり返したらどうするのか？　明日なら？　もっと錠剤を飲むのか？　一方で、もしオープンマインドであれば、次のような質問が出てきてもいいはずだ。


「どれくらいの水を飲んだのだろうか？」

「どれくらいのストレスにさらされているのか？」

そして最大の質問はこれだ。

「私は何を食べているのだろう？」


以上の3つの質問を重ね、それぞれの問いに対してより良い対案を見いだしたなら、錠剤など一錠も服用せずに頭痛をなくすことができるかもしれない。はっきり言って、私のところにはあらゆる錠剤とサプリメントの会社が押し寄せてきている。事実あらゆる病気・体質についての錠剤とサプリメントが存在するのだ。だが、答えは薬剤ではない。

結局は気づき次第だ。私は自分の肉体に大きく依存している。オフィスで働いている人は、ジョコビッチほど自分の肉体に依存していないと思うかもしれない。しかし、あなたは確実に自分の肉体に依存している。仕事では全力を発揮しなければならないはずだ。では自宅ではどうか？　だれかあなたを頼りにしている人たちはいないのか？　きちんとケアされていなければ、体はさまざまなシグナルを発してくる。疲れ、不眠症、けいれん、インフルエンザ、風邪、アレルギーといった形で。

こういう事態が発生するとき、あなたはきちんと関連がある問いを自分自身に投げかけているか？　そしてオープンマインドな状態で誠実に答えているか？

私もこれを学び、今なら体のどこかがおかしいときはすぐにわかるくらい、そして回復するにはどうすればいいかがわかるくらいには自分の肉体を理解できるようになった。エネルギーの質量もそこで決まるので、開放思考は重要なのだ。

私の経験から言うと、オープンマインドな人たちはポジティブなエネルギーを体から放射している。考えが凝り固まった人はネガティブさをまき散らしている。以前私が話した、ネガティブなエネルギーに囲まれた水がよどんでしまった、あの実験を思い出してほしい。

成功するためのエネルギー

そろそろ私が話そうとしていることが見えてきはじめただろうか。

東洋医学においては、思考、肉体、魂をつなげるようにと教えられる。もし前向きな思考――愛、喜び、幸福――があれば、それは間違いなく肉体に影響する。

私は大観衆と対面するのが好きで、その中に子どもがたくさんいればなお嬉しくなる。子どもたちにはポジティブなエネルギーしかない。何に対してもオープンだ。熱意もあるし、好奇心に溢れ、次に笑うチャンスをいつもうかがっている。

私はファンと出会い、サインに応じ、記念写真に収まるためによく遠出する。そう、これはファンにとって嬉しいことだと思うのだが、じつは私にとっても役立つことなのだ。こういう大観衆から大きな活力をもらっているし、今後も成功するためにはこのポジティブなエネルギーが不可欠なのだ。私を応援してくれる人、立ち止まって声をかけてくれる人が、どれほど私の成功に力を与えてくれているか、おそらくは想像もつかないだろう。

だが多くの人々、特に閉ざされた思考の人たちは、恐怖によって動かされている。この恐怖と怒りは、私たちのエネルギーの中でもっともネガティブなものだ。

閉鎖的な人たちは何を恐れているのか？　いろいろなものが考えられる。間違いを恐れる、だれかが一枚上手なのを恐れる、何かを変えなければならないことを恐れている。恐怖は人生を謳歌する力を限定してしまう。

負をまき散らす人、恐怖を植えつける人

もう一つ、私が全世界を回る中で見てきたものがある。社会最上層にいる人の一部は「負」をまき散らしているのだ。私の見るところ、製薬会社と食品会社は人々に恐怖を植え付けようとしている。彼らは、人々に病気になってもらいたいのだ。どれほどのテレビ広告がファストフードと薬品に割かれていることか？　そしてこういう広告の根本にあるメッセージとは何か？　「われわれの製品を使えば、気分をよくしてやる」。さらに根底を見ればどうか。「私たちが必要だと言っているものがまだあなたには足りないのだ、と恐れさせてやる」。完全な健康体の視聴者にさえも、「今のままでいるにはサプリメントが必要だ」と言い募るではないか。

私が信じる方程式はこうだ。良い食べ物、運動、心がオープンであること、前向きなエ

ネルギー、そして偉大な結果だ。幸いにもここ数年、私はこの方程式の中で生きている。どう考えても、製薬会社・食品会社が勧める代用品よりこちらのほうがいい。

あなた自身に関する真実を受け入れること、変わっていくこと、分析することを恐れないでほしい。いろいろな自問を投げかけてみてほしい。客観的であろうとしてほしいが、懐疑的にはならないでほしい。そして前向きであってほしい。こういうエネルギーが体内を満たすと、文字どおり健康、体力が向上し、そして結果全体が良いものになるのだ。

私自身のエネルギーを維持する方法

たとえ負の感情が出てきたときでも私自身のエネルギーを維持するために使っている重要な手法があるので紹介したい。

感情面で言うと、私の「低い」（良くない）は他の人と比べれば結構高い。気分が乗ってこない日でさえも、いつもの動きを始めると、だんだん乗ってきて、すべての球に目的意識を持って打ち返すことができる。

ではどのようにして私の「低い」気分を追い払っているのか？　このトリックは考え方というか、ほとんどの場合、少なくとも私がどう考えようとしているかによっている。これが絶対だとか、完全に正しいとか言うつもりはない。だが、結構効くのだ。

心理学者はこれを「マインドフルネス」（留意）と呼んでいる。これは瞑想の一種で、思考を鎮めたり「内なる安らぎ」を目指す代わりに、現在ある考えをあるがままに客観的に、善悪の判断をせず受け入れるというものだ。

ここでカギとなるのが客観性だ。すなわち、どのようにしてその瞬間に今ある出来事を肉体に受け止めているか、そして私の考えがどのように肉体に対して直接的な影響を及ぼしているのかを考えるのだ。それから判断はせずに自分の考えを分析していく。このプロセスによってすべてが明確になるのだ。

私はこれを毎日15分ずつ行なっているが、私にとっては肉体的トレーニングと同じくらい重要なものだ。

実践は簡単だ。まずは5分間、時間をとってほしい（携帯電話のタイマーを使ってもよい）。静かに座り、自らの呼吸、今のその瞬間、そして今感じている肉体のうごめきに集中する。考えは浮かぶがままにしておく。いろいろな考えが浮かんでは消え、収拾がつかなくなるはずだ。だが、それが本来の姿なのだ。あなたがすべきは、浮かんでは消える考えをそのままにしておくことだ。今感じている体内のうごめきは本物だと思えれば成功だ。だがあなたの頭に浮かぶ考えは違う。単に頭の中に出てきただけだ。目指すべきゴールはこの2つを切り離せるようになることだ。

ネガティブなエネルギーを追い払う

静寂はこのエクササイズにおいて大きな位置を占める。今の私はできるだけゆっくり、静かに食べる。私は上質な食べ物と前向きなエネルギーを体に送ろうとしているのだ。

私たちの生活においてはストレスをもたらすためだけに形作られた、あまりにも多くのノイズが満ちている。マインドフルネスとは、こういったノイズから一歩引いて、今ある自分を受け入れるための方法なのだ。

短時間でもいいから、もしこれを定期的に行なえば、この瞬間に留意することができて、最終的に無の境地に至れるので、自分自身について驚くほど学ぶことができる。私自身は、脳内でいったいどれほどネガティブなエネルギーが循環していたのかに気づくことになった。

一歩下がって自分の考えを客観的に見渡すように集中すると、莫大な量のネガティブな感情がそこにあるのがはっきりと見えた。自己疑念。怒り。人生や家族についての不安。まだ実力が足りないのではないかという恐れ。あの練習は間違っているのではないか、私は時間や潜在能力を無駄にしているのではないかという不安。そして頭の中ではちょっとした戦いが始まる。想像の中で、まだ会ってすらいない人とまだ問題にもなっていないことで口論するのだ。

ひょっとしたら、「なんでこんな醜い考えばかり浮かんでくるんだ？　見苦しい」などと思うかもしれない。だがそうではない。これは解放なのだ。こういう考えに固執するわけではない。放出して、流し出してしまうのだ。私はこの瞬間に留意したからこそ、こういうエネルギーが私の人生から多くを奪っていたことを知ることができたのだ。

結果は望みうるかぎりで最高のものになる

瞑想を学んでしばらくすると、何かがかみ合ってくる。私の思考はそういう感じだった。おそらく、他の人の思考も同じように働くのだと思う。私は今まで自身の「内なる混乱」に惑わされ、多くのエネルギーと時間を無駄にしてきた。私は内なるバトルにばかり気を取られていて、身のまわりで起きていること、今この瞬間の出来事を見失っていた。

今まで数多くの瞑想を積み重ねてきたおかげで、今や私の脳機能は瞑想の時間が取れないときですらも自動的に向上した。かつての私はミスを犯すたびに凍りついていた。かつての私は、自分がフェデラーやアンディ・マレーとは決して同格ではないことをよくわかっていた。今でも、サーブを失敗したりバックハンドをしくじったときに、自己疑念にかられることはあるが、一方で対処法もわかっている。ネガティブな考えが浮かぶことをそのまま認めて、そのままやり過ごし、今の瞬間に集中するのだ。

あのマインドフルネスが、痛みや負の感情と向き合うのにとても役立っている。このおかげで私は本当に大切なものに集中できている。そして脳内でそんなネガティブな声の音量を下げることができている。

この技術がグランドスラム大会の試合真っ最中にどれほど役立つか想像がつくだろうか。だからこそマインドフルネスは、今の私のスポーツに関する原動力である哲学を作り上げてくれた。

「この試合、この一日、今この瞬間に一番大切なものに集中できれば、結果は望みうるかぎりで最高のものになる」と。

多くの人たちが「どうやって瞑想するの？　何か変なことをしないといけないの？」と聞いてくる。実際はじつにシンプルなものだ。

まずは小さく、ごく短時間から始めることだ。座禅を組むだの、お香を焚くだの、うなり声を上げるだのは必要ない。ただ静かに座り、自分自身の呼吸に集中する。あるいは外を散歩して、一歩一歩の歩みを意識すればそれでいい。どれくらい長くできるか競うのが目的ではない。これは我慢比べではないのだ。瞑想のゴールは静寂の中で、集中して、ポジティブなエネルギーを見つけることだ。

自分の時間を作る

始めた当初に一番難しいのは、「自分のために」時間を作ることだろう。

今や私たちは、かつてよりさらに少ない時間を自分のために割き、かつてよりさらに多くの時間をストレスをさらに高める周囲の雑音のために使っているようだ。これでストレスが減少するはずがない。

かつての私は一日中ずっと「忙しい」ことが必要だと思い込んでいた。オープンマインドで見直してみた結果、自分にとって本当に必要な時間を確保することを学んだ。私の食事は神聖な時間だ。時間があればいつでも静寂を尊重するようにしている。

瞑想があなたにも有効なものになるために、まずは一日の中でほんの短時間でいいから自分の時間というものを作ってほしい。健康的な食事をする、あるいは外に出て新鮮な空気を吸うことだ。間違ってもそんな静寂の時間をとる自分に「ワガママ」だの「怠け者」

だのといったバカげたレッテルを貼らないでほしい。多くの人たちは忙しくしていないときは時間を無駄にしている、あるいは自分が役立たずか怠け者だと思い込んでしまいがちだ。実際、瞑想を始める前の私がそう思っていたのだ。

瞑想をするとチャンスがよく見えるようになる。たとえばあなたに子どもがいて、一日中育児をしなければならないとしよう。突然、3人全員の子どもが何かに取り組むことになり、自分の時間を10分間だけ持てるとする。こういうときに「XとYとZをしないといけないいな」と考える代わりに、この時間は自分のことだけを考えるようにしてほしい。浮かんでくる考えを認め、そのまま流していくのだ。

これは練習すればするほどうまくなる。すぐにこの時間が一日の中でもっとも大切なものになるはずだ。その後、残りの一日全体における考え方に変化が見られるようになるはずだ。ネガティブなエネルギーが消失し、ポジティブなエネルギーが充満する。最高の気分を味わってほしい。

「睡眠」を考え直そう

私の一日でもっとも大切な時間……それは夜だ。

具体的には、私の頭が枕に着地した瞬間だ。冗談ではなく本気である。私は睡眠を食事や練習予定、あるいはライバルと同じくらい丁重に扱っている。それほど睡眠は大切なのだ。

大部分の人たちは睡眠を軽視している。そういう例を私はたくさん見ている。ある統計によると、少なくとも4人に1人は十分な睡眠をとっていないという。もしあなたもそんな睡眠不足の一人なら、毎日それを実感しているはずだ。これから、なぜ私が絶対に睡眠をないがしろにしないかを話そう。

運動と睡眠は決してケンカをすることがない夫婦のようなものだ。この2つはお互いを支えあっている。どのように？　快眠できれば強い負荷をかけたトレーニングができる。強い負荷をかけたトレーニングができれば、夜はぐっすり眠れるようになる。体を鍛えるために運動をして、睡眠により翌日にはさらに回復して強くなる。運動をしてもっと寝られるようにしよう。そしてよく寝てもっと運動できるようにしよう。

多くの人はこの〝公式〟を忘れたり無視したりする（もしこれを初めて聞いた人がいるなら、きちんと聞いてほしい！）。

実際、健康を約束する3つの大切な習慣のうち2つは良い食事と適度な運動なのだが、睡眠がおそらく一番無視されがちだ。何か悪い物を食べたり、運動をさぼったりすると、何となく気がとがめると思うし、少なくとも何かが足りないことを自覚しているはずだ。だが数時間の睡眠を削ったときはどうか？　それこそ毎晩睡眠不足だったら？　つまりあなたは忙しいということだ。そして忙しいとはいいことだ。忙しいことを気に病む人はいない。だが忙しくなければ？　それは考えるだに恐ろしいことだ。

だがもう一度睡眠を見直し、睡眠がどれほど活発な肉体に役立つかを考えて、願わくはあなたの睡眠に対する考えを変えてほしい。

最高の眠りを得るための工夫

睡眠には4つの段階がある。最初の2つは覚醒段階からの過渡期で、それぞれ数分間程度だ。そこから第3段階である本当の深い睡眠に入ると、成長ホルモンが分泌され、筋肉の再建やストレスによるダメージの回復につながる。第4段階がレム睡眠と呼ばれるもので、ここで夢を見たり学習・認識能力を高めたりする。肉体は、この4つの段階のサイクルを一晩で4回から6回繰り返す。肉体は、中断がない状態でこのすべての段階を必要としている。

もし一晩睡眠をまともにとらないことがあるとしたら、それは大変不健康なことであると知ることが大切だ。考えてもみてほしい。睡眠が不足しているとき、あなたはポジティブなエネルギーに満ちているか？　そんなはずはない。サラダが欲しくなるか？　いや、何か手頃なジャンクフードが大量に欲しくなるはずだ。睡眠が足りていないときに運動しようとすると、どうなるか？　運動量を減らすか、するとしてもふだんよりはるかに動きが遅くなるか、あるいは完全にサボってしまうかのどれかではないか。

今度は一晩熟睡できた場合のシナリオを考えてみよう。気分は最高で、食欲も旺盛になり、心理的にも肉体的にもこれから行なうトレーニングに向けて準備万端のはずだ。ポジティブな連鎖が始まるのは、ひとえに豊富な運動量のおかげで次の夜にさらに熟睡できるからだ。

今、私には睡眠パターンを破壊する邪魔な要素がいくつも揃っている。遠征に次ぐ遠征。時差がある。時には短い時間しか眠れないこともある。私はいつでもどこでも寝られるかぎり寝るようにしている。そして、最高の眠りを得るために次のような工夫をしている。

①いつでも可能なかぎり同じ習慣を守る。

私は毎晩同じ時間にベッドへ入るようにしている（週末もだ）。それは午後11時から深夜12時の間だ。これにより体内時計が正確に動くようになる。そして私の体を通常の日光と夜のパターンに合わせ、新しい時間帯に素早くなじむようにしている。このスケジュールを守っているときは、すべてが調和して練習の質も濃くなる。

②カフェインはとらない。

試合直前にエネルギージェルを口にすることはあるが、これはあくまでも例外である。アルコールとカフェインはどちらも体内時計を調整する能力を邪魔する代物だ。

③活発な活動を減らしていく。

就寝直前の時間は思考の瞑想にもっとも向いた時間だ。あなたの自宅は一番静かな時間を迎えている。ベッドに入る前にいくつかのヨガのストレッチをすれば気分も良くなるだろう。また読書することもある。妻のエレナと私はともに日記をつけており、夜の静かな時間を使って自分の考えを書き出し、一日を振り返るようにしている。

④世間と隔絶する。

友人と家族の一部は就寝時にヒーリング効果があるサウンドマシーンを使い、良い結果が出た。こういう物を使えば近所の雑音や下の階から聞こえるテレビの音、その他諸々の邪魔な音を遠ざけ、就寝して熟睡するのに役立つ。長時間のフライトのときは特にだが、耳栓やアイマスクは大いに役立つ。

⑤本来起きるべき時間より早く目覚めたら、横たわったままでいる。

かつては早く目覚めすぎて、横になったまま天井を見つめて十分寝られなかったことに怒りを覚えていたものだ。あるいはベッドから出て雑用に手をつけることもあった。今はこの時間を瞑想に活用している。それによって再び眠りにつけることもあるし、睡眠不足から来るストレスから解放されることもある。

⑥メラトニンサプリメントを服用する。

メラトニンは、長時間のフライトの後に肉体が時差ボケから回復したり、一日24時間のリズムを取り戻したりするために分泌される天然ホルモンである。私が知るプロアスリートのほとんどがこれを使っている。

⑦朝、目覚めると、日光に当たる。

私はカーテンを開いて日光が部屋に入ってくるようにする。時には顔に直接日光を当てるために外に出ることもある。これでさらに目が覚める。この光のおかげで体と脳に「そろそろ仕事の時間だ」と知らしめることができる。

カネと成功がもたらすストレスを除去する方法

私は大きな成功を勝ち得たが、成功のせいで悪意やネガティブなエネルギーが、私と私の周囲に集まってくるという側面もある。結局のところ、成功とはカネであるという議論はつねに付きまとう。あらゆる大会において、テニスのコメンテーターやスポーツライターたちは賞金総額について語るのが好きだ。「今日この選手が勝てば、賞金X万ドルを獲得、あるいはYユーロ……」。

私はお金につきまとう負の側面も前向きに捉えようと努力している。正直に言って人生においてお金は重要である。お金がもたらすものの素晴らしさ、そして大金があればどれほど人生が楽になるのかをつねづね実感している。

お金のおかげで私は時間を節約できる。公共料金の支払いやテーブルにのせる食事のことを心配しなくていいし、家族も家や車などかつてのわが家にはなかった物を揃えることができている。

だがそれがすべてではない。そこも私はよく知っている。私の家族と友人たちは、成功と大金のせいで私がダメになってしまわないようつねに見張っている。

ここで私の前向きな力となっていて、カネと成功のせいでもたらされることがあるストレスの大部分を消去してくれる重要な要素がある。私のまわりにいる人たちだ。

私は周囲にいる人を非常に注意深く選んでいる。起きている間は、ほぼずっとフィジオセラピスト、マネージャー、コーチたちと一緒にいるわけだ。妻もほぼずっと一緒にいて、両親も一緒のことが多い。この人たちは皆控えめで、謙虚で、ごくふつうの生活を送るふつうの人たちばかりだ。そして数多くの良い経験と悪い経験をしてきている。そして必要なときにはいつも手を貸してくれて、支えてくれる。私が苦しい場面に直面すると、こういった周囲の人たちの経験や知恵、慰めに心から頼ることができるのだ。

この点は非常に重要だ。一般の多くの人たちは、テニスとは一人の選手がたった一人でネットの向こうにいる対戦相手と向かい合う個人競技だと考えがちだ。表面はそのとおりだが、実際は違う。

テニスはチームスポーツなのだ。私がこれまで達成できたことは、すべてチームの努力が可能にしたものだ。全員が自分の持ち場で力を尽くし、われわれのすべてが一致団結して、お互いの役割を理解している。私にはこの方法しかない。これによって成功の原動力となるチームスピリットを作り上げることができるようになる。

そして私はまわりにいる人たちを家族（一部は文字どおりだが）と考えており、私たちの関係はまず友情ありきで、プロとしてのパートナーシップはその次に来るべきものと考えている。私にはそれ以外の方法は考えられない。私はまわりの人たちときちんとつながり、善悪すべてを含めて私の考えを共有し、人生における大切なもの——喜び、心配、ストレス——を分かち合う必要がある。

トレーナーからの最高の褒め言葉

私のチームの面々にはもう一つ重要な任務がある。私が昔と同じ哲学と人間性を今も持ち続けていることを確かめるという役割だ。仲間たちはいつも私が何者か、そしてどこから来たのかを忘れさせないようにしてくれる。それが彼らの任務であり、この任務を真剣に捉えている。

つい最近、トレーナーのミルヤンが、私に最高のほめ言葉を贈ってくれた。

「2年前、君はすべての大会を制した。そう、グランドスラム他すべてだ。そして今も勝ち続けているが、何より素晴らしいのは君が何も変わっていないことだ。ずっと同じ人間のままだよ」

たぶん、仕事柄こう言わざるをえなかったのだろう。そして私は彼の娘の名付け親になった。冗談めかして言っているが、私たちが単なるトレーナー／選手以上の関係でつながっていることはおわかりいただけるだろう。彼は間違いなく一番の親友の一人である。

本書の冒頭に掲げたウィンストン・チャーチルの言葉を思い出していただきたい。

「私たちは得るもので生活するが、与えるものによって人生を形作る」

つまり周囲の人たちに与えれば与えるほど、あなたの魂は大きく成長し、人間としても大きくなれるのだ。

愛、喜び、幸福、健康。こういったものこそ私がつねに求め続けているものであり、決して当たり前だと思ってはいけないものだ。だから私は自分自身、人生、そしてこの世界のことをつねに意識するようにしていたいのだ。

これが本当の意味での「マインドフルネス」(留意)ではあるまいか？

これらすべてが私の成功に大きく寄与している。

自分を制御できる力の大きさが、あなたの人生の質を決める

もう一つ私を突き動かしている原動力がある。後進たちが私のやってきたことややってきた方法を見て自分たちの今後に役立ててほしいという希望だ。

これ一つだけでもポジティブで、今ある道を歩み続ける十分な動機になる。私は何もないところから今の位置までたどり着き、それは決して簡単なことではなかった。私は食糧不足、さまざまな規制、経済制裁、そして通商禁止の中で戦争により切り裂かれた大地からやってきた。テニスの伝統などどこにもなかったし、家族には私を大会に送り出すためのお金もなかった。にもかかわらず、私は世界1位の選手になったのだ。

絶対にだれも「そんなのは不可能だ」と私に言うことはできない。ただ、当時は私がモノになるなんてほとんどの人が信じていなかった。

今は、幸いにも私を信じてくれる人、今の私を形作ってくれた人たちに囲まれている。だから私は言うのだ。「あなたと一緒にいる人があなたそのものなのだ」と。自分自身の成功を追い求めるときにはそれ――本章の内容のすべて――を考えてほしい。こういう信念が私の人生における原点なのだ。

集中力を維持するのは極めて難しいことだ。だれもがストレスや緊張、憤懣《ふんまん》を抱えている。「今日は気分が乗らない、だからこれとあれはなしにしよう」。人間であるかぎりこうした感情はごく正常なことだ。

だが思い出してほしい。こういった感情を乗り越えて自分自身を制御できる力の大きさが、あなたの人生の質を決めるのだ。今の私の素晴らしい人生は、まわりにいる人たちと、私のそんな人たちへの愛情のおかげで形作られているのだ。こういう仲間たちが、私にとって大切なことに毎日集中させ、憤懣や恐怖を取り除いてくれるのだ。

もし私のキャリアが明日消え、私に残されるのは友人と家族だけになったとしても、私は十分以上に恵まれていると断言できる。

第7章 誰でもできる簡単なフィットネスプラン

——ビジネスにも日常にも活かせるエクササイズ

私の、起きている16時間の使い方

私はだいたい一日16時間起きていて、おそらくうち14時間は（A）テニス、（B）テニスのためのトレーニング、または（C）食事というふうに時間を使っているので、テニスに秀でていることができる。私は一年のうち11カ月——プロテニスのシーズンの長さだ——は毎日テニスばかりしているわけだ（5月初めに数週間の休暇があり、その間でさえも大部分の時間はA、B、Cのために割いているが、この時期にはハイキング、カヤック、自転車をすることもある）。

世界最強のアスリートと戦ってナンバーワンになるには、それだけの努力が必要ということだ。常日頃から頑固なまでの心理的そして肉体的なたゆまぬ準備が、1日14時間、週に7日続くのだ。

さあ、あなたの準備は万端か？

ノー？　確かにそのとおりだろう。私が必要としている肉体的条件は、たぶんあなたが必要とするものとは全然違う（もし必要だというなら、あなたにはすでに独自のトレーナーとコーチがついていて、来週末にパリで私と対戦することになるはずだ）。

それを承知のうえで、あなたの人生を大きく変えるであろう私がいつもやっているエクササイズのいくつかを紹介したい。

ここに紹介するものは本格的なものではない。あくまでも現在の運動にほんの少しだけ付け加えるようなもので、どのレベルのフィットネスにおいても有効なものだ。そしてあなたが取り組むのが長距離走であれ、重量挙げであれ、それこそテニスであれ（もちろん私のおすすめだが）、ここで紹介する運動は間違いなく役に立つ。

それらの運動は体調を整えるのにも役立つが、決してそれだけのものではない。たとえば、本格的な運動の前に体を効率的に温める効果もあるので、パフォーマンス向上にも役立つ。柔軟性も増す。ストレス制御にも使える。そして、重要なものでありながら、しばしば見逃されるトレーニングの大切な要素も含まれている。回復だ。

根底にあるのは、こういうエクササイズのおかげで、私は選手として第一線で活躍でき、これがなければ、到底今のレベルに達することはできなかったということだ。

「本物の」柔軟性を獲得する

私にとって、毎回の練習、毎回のワークアウト、毎試合は同じように始まる。10分から15分間体を動かす。ジムで走るかバイクを漕ぐかして、つぎにコートのサイドラインでダイナミック・ストレッチをする。まだ強度は全然上げていない。単なる筋肉のウォームアップだ。バイクを漕ぐなら、レベルは1か2にする。怪我をしないよう最大限に注意しているので、たとえチャリティのための親善試合でも絶対にウォームアップは欠かさない。安全第一だ。

次に、本当の意味で私の体を目覚めさせるダイナミック・ストレッチの時間だ。もしこの用語になじみがないのであれば、ストレッチには2種類あるということを覚えておいてほしい。スタティック（静的）とダイナミック（動的）だ。スタティック・ストレッチとは、われわれが子どもの頃に体育の授業でやったようなもので、体のある部分を30秒間静止して伸ばしていくものだ。これはもはや私には役立たない。

ダイナミック・ストレッチを学んで以来（詳細はこれからのページで説明する）、私は体が本当の意味で、次の有益なトレーニングに進むための準備ができたと実感できた。そして、大した努力もなしで新しく柔軟性を身につけることができた。

私にとって、「本物の」あるいは「真の」柔軟性とは、上半身を曲げて手がつま先につけられるかどうかではない（もっとも私はできるが）。曲芸師を目指しているわけではないのだ。大切なのは、私が勝つために必要な幾多の動きを実践できるかどうかなのだ。

ダイナミック・ストレッチのおかげで、私はそういう境地にたどり着くことができた。なぜなら「ダイナミック」（動的）あるいは稼働重視のストレッチは、完全に実戦の動きに基づいているからだ。だから私はダイナミック・ストレッチが好きなのだ。このおかげで私はすべての動きを簡単にできるようになったのだ。また、ダイナミック・ストレッチは中枢神経を刺激したうえで血流も増加して、強度とパワーもつけることができる。だから、これぞあらゆる活動のための理想的ウォームアップなのだ。

ダイナミック・ストレッチ

私が勧めるのは、まず5分間軽くジョギングかジムのバイクを漕ぎ、体を慣らしつつ心拍数を高めることだ。それからすぐにダイナミック・ストレッチに入る。それぞれの動きを休みなしで一セット10回行なう（体が動きに慣れてきたら、一セットを15回か、いっそ20回にしてもよい）。全部やっても5分もかからないはずだが、一回通しでやると、もう汗が出てきているはずだ。それでよい。ウォームアップで熱（ウォーム）を得ているということだ。

▼**ジャンピング・ジャックス**：まず両足を揃えて立ち、両手を横に垂らす。両手を頭上で叩けるくらいふり上げるのと同時に両足を肩幅程度に開くようにジャンプ。素早く元の姿勢に戻して着地して、この動きを繰り返す。

▼**ウォーキング・ハイ・ニーズ**：両足を肩幅に広げて立つ。肩を後ろに下げて背中を伸ばしたままで、可能なかぎり高く左膝を上げて前進する。同じ動きを右足で繰り返す。そして後ろ歩きでも同じ動きを続ける。

▼**ウォーキング・ハイ・キックス**：両足を肩幅に広げて立つ。膝を伸ばしたまま右足をふり上げつま先を左手につくまで上げる。――そして同時に1歩前進する。右足が地面についたら、すぐに同じ動きを左足で繰り返し、つま先が右手につくまで上げる。後ろ歩きで

も同じ動きをする。

▼**スクワット・スラスト（別名：**バーピーズ）：両足を肩幅に広げて立ち、両腕を横に垂らす。背筋を伸ばしたままお尻を突き出すように膝を曲げ、しゃがんでいき、両手を床につけ、足を後ろに伸ばし、腕立て伏せの体勢になる。その後、素早く元の体勢に戻し立ち上がる。以上を繰り返す。

▼**ランジ・ウィズ・サイドベンド：**立ち上がったポジションから、右足を前に出して前進し、右膝が少なくとも90度に曲がるまで体を下げていく（左膝を地面につけないように）。前進（ランジ）に当たり、上半身を右側に曲げて倒しながら、左腕を頭に当てる。バランスがとれない場合は、右手を床につけてもよい。最初のポジションに戻る。

片足で1セット完了させ、今度は足を替えて同じ数の1セットをこなす。

▼**リヴァース・ランジ・ウィズ・バックワード・リーチ：**立った状態から、右足を1歩後ろに下げ、左膝が少なくとも90度以上曲がるまで体を下げていく（右膝が地面につかないように）。ランジに当たり、両腕を真っすぐ上に伸ばし、左側に倒す。そして上半身は前に向けたまま維持し、両腕だけを左後ろに回す。次に、元の位置に戻るために逆の動きをする。

1セット完了させ、今度は同じ回数分、左足を1歩下げて肩越しに左手で右肩に触れる。

▼ロウ・サイド・トゥ・サイド・ランジ：両足を肩幅の2倍に広げ、真正面を見て立つ。両腕を伸ばし胸の前で両手を握る。

体重を右足に移動し、臀部を下げて右膝を曲げることにより体を下げていく。左足は伸ばしたままで床と平行に近い状態にする。右足の裏は床にぴたりとついたままにする。

上半身を立ったときの高さに持ち上げないままで、左へ同じ動きをする。

▼インバーテッド・ハムストリング：左足で立ち、右膝を少しだけ曲げる。上半身を前に倒しながら右足裏を少しだけ持ち上げて床から離す。両腕は横に。左膝の角度を変えないままで、腰を上半身が床と平行になり右足が後方に伸びるまで曲げていく。

この曲げる作業の中で、両腕が肩の高さになるまでまっすぐ横に伸ばし、手のひらが下を向くようにする。上半身を下げていく際に右足は体と連動するようにする。

最初に戻る。左足で1セット完了させ、右足で同じ数の1セットをこなす。

▼インチワーム：両足をまっすぐにして立ち、膝は曲げずに上半身を前に倒し両手を床につける（手を床につけるために膝を曲げないといけない人もいるが、ベストを尽くしてほしい）。臀部が下がらないようにしながら、できるだけ遠くまで両手を前方に進ませる。

体全体が伸びきったら、一旦停止し、それから少しずつ足で腕がある方向へ前進し、臀部を空中に突き上げ体がえびのような姿勢になるようにする。全体の動きがシャクトリムシの真似のようになっている。これが1回の動きだ。前方向に5回、それから後ろ方向に5回する。反対方向に進むときには、上半身を前に倒して両手を床につけ、できるだけ遠くまで足で後方に歩く。全身が伸びきったら、一旦停止してゆっくりと臀部を空中に突き上げ、体がえびの形になるまで両手で足の方向に歩いていく。

いずれの運動も文章で読むと要領をつかみにくいかもしれないが、名称はどれも一般的なものなのでYoutubeなどの映像サイトですぐに確認できる。

筋肉を上手に回復させる

プロテニス選手にとって、回復こそ究極のゴールだ。4時間にも及ぶ疲労困憊の試合を午後11時に終え、次の試合が翌日午後ということも珍しくない。よって筋肉の回復と試合や練習によって発生した体内の毒素を排出するうえで、少しでも役に立てばと、大なり小なりほぼ毎日何らかの形でマッサージを受けている。

私にとってマッサージは必需品であり、決して贅沢ではない。ほとんどの人たちにとってはその正反対で、費用を考えるとそれも私には理解できる。だが、たとえ1カ月に1回でもプロのマッサージに投資できるのであれば、長期的にみると必ず報奨が戻ってくる。

これは単に筋肉が「硬くなる」という話ではない。筋肉は壊れ、修復し、再び壊れるという、それ以上のことが発生しているのだ。たとえば、マッサージは筋膜を可能なかぎり柔軟にするうえで重要な手法だ。筋膜とは筋肉のまわりを包み込み、体内の各組織をつなげる非常に強固な物質だ。そして筋膜は補強と衝撃吸収の両方の役割を果たす（生の鶏胸肉を切るときのことを考えてみてほしい。あの薄い、白のプラスチック状のラップがある。あれが筋膜だ）。筋膜がこわばると、筋肉が正常に機能しなくなり、痛みや怪我を引き起こす原因にもなりかねない。通常のマッサージを行なえば、筋肉や筋肉の内外にある筋膜をゆるめて健康に保つことができる。

お金がかからない効果的マッサージ

金銭的な理由からマッサージを受けることに二の足を踏む人たちに、いいアイディアを紹介しよう。

私のトレーニングに関して、重要な役割を果たすのが「フォームローリング」だ。フォームローラーはスポーツ用品店ならどこでも手に入るし、単なる硬めの発泡スチロールの長巻きで、長さはせいぜい90センチ程度だ。あとは単に体のいろいろな部分をフォームロールに当てて転がせば、マッサージをするのと同じ効果がある。こわばった体組織（たとえば筋膜）をゆるめ、コリをほぐすことができる。これにより、柔軟性と機動性が増し、筋肉はさらに機能を高めることになる。フォームローラーは文字どおりいつでも使えるし、電話中さえも転がすことができる（もし旅行中でローラーが使えなかったら？　テニスボールを使えばいい！）。

もしあなたが今までにフォームローラーを使ったことがなければ、一つだけ警告がある。時として痛みがともなうことがあるということだ。私が知っているトレーナーは全員もしどこか痛むところがあれば、そこが鍛えるべき箇所だと言う。つまりそこの筋肉が張っていて要注意という意味だ。素晴らしいのは、これを続けるとこわばりが減っていき、筋肉がしなやかさを取り戻すということなのだ。

では、どのようにすればいいのか？　単純そのものだ。これから使いたい筋肉をローラーの上に当てて、約30秒間前後に動かすだけだ。本当に痛む部分に当たったら、そこで5秒間から10秒間静止する。それだけだ。

▼ハムストリング・ロール：フォームローラーを右膝の下に置き、足をまっすぐに伸ばす。

左足を右足首の上に交差する。上体を支えるために両手のひらをべったりと床につけ、背中を自然な程度に反らせる。

ローラーが殿筋（お尻の筋肉のこと）に至るまで、体全体を前にずらしていく。この動きを前後に繰り返す。同じ動きを左足の腿の下でも繰り返す。もし片足だけをローラーの上に乗せるのが難しいのであれば、両足をローラーに乗せて動かしてもよい。

▼グルーツ・ロール：フォームローラー上に腰かけ、右太腿の一番後ろが当たるようにし、右側殿筋を直接ローラー上に置く。右足首を左腿の上に組んで置く。支えるために両手のひらをべったりと床につける。

ローラーが腰の一番下に至るまで、体を前にずらしていく。この動きを前後に繰り返す。同じ動きを左側殿筋でも行なう。

▼イリオティビアル・バンド・ロール：イリオティビアル・バンド（腸脛靭帯）――通称ITバンド――とは、臀部の骨から始まり膝下までをつなぐ、腿の横を走る靭帯である。このITバンドが硬くなると臀部の滑液嚢炎や膝痛の原因となることがある。

左半身を下にして横たわり、左臀部をフォームローラー上に置き、ローラーを足に対して垂直にする。上体を支えるために両手のひらを目の前の床に置く。右足を左足の上に組み、右足を床と平行にする。体を上に持ち上げ、手で調節しながらローラーを膝の位置まで転がしていく。こうして前後に体を移動する。次に右半身を下にして横たわり右臀部の下にローラーを置いて同じ動きを繰り返す（しばらくしてこの動きが楽になりすぎたら、右足を組んで床につける代わりに左足の上に乗せるとよい）。

▼**カーフ・ロール**：右足首下にフォームローラーを置き、右足を伸ばしてフォームローラーを足に対して垂直にする。左足を右足首の上に組む。支えるために両手のひらを床につけて背中を自然な程度に反らせる。

ローラーが右膝の下に至るまで体を前に転がしていく。こうして前後に体を移動する。同じ動きを左ふくらはぎの下でも行なう（もしそれほど苦しくなければ、両足をローラー上にのせて動くのもよい）。

▼**クアドリセプス・アンド・ヒップフレクサーズ・ロール**：うつぶせの体勢で床に寝て、フォームローラーの上に右膝を置き、足とローラーを垂直にする。左足を右足首の上に組み、支えるために両肘を床につける。

ローラーが腿の上に至るまで、体を後ろに転がしていく。こうして前後に体を移動する。同じ動きを左足腿の下でも行なう（もしそれほど苦しくなければ、両足をローラー上に乗せて動いてもよい）。

▼**グロイン・ロール**：うつぶせの態勢で床に寝て、両肘を床につけて支えにする。フォー

ムローラーを体の真横に置き、体と平行にする。膝を曲げ右足の腿が上体と垂直に近くなるまで持ち上げ、膝のすぐ上にある腿の内側をローラーの上に置く。

体をローラーが骨盤に至るまで右側に転がしていく。こうしてローラーを往復で転がす。同じ動きを左足の腿でも繰り返す。

▼ロウワー・バック・ロール：腰の真ん中あたりをフォームローラーに当てて、あおむけになって寝る。両腕を胸の上で組む。膝は曲げて、足の裏が床についているようにする。ほんの少しだけ尻を床から持ち上げる。そして腰全体にローラーを往復で転がしていく。

▼アッパー・バック・ロール：肩甲骨のすぐ下、背中の真ん中あたりをフォームローラーに当ててあおむけになって寝る。両手を頭の後ろで組み、脇を締めて両肘を近づけていく。ほんの少しだけ尻を床から持ち上げる。

ゆっくりと動いて背中の上部がフォームローラーの上で曲がるようにしていく。そして元の位置に戻りいくらか前進する――それにより背中上部の下にローラーが入るようにする――。そして繰り返す。もう1度。これで1セットだ。

▼ショルダー・ブレイズ・ロール：肩甲骨の最上部、すなわち背中の一番上にフォームローラーを当ててあおむけになって寝る。両腕を胸の上で合わせる。膝は曲げて、足の裏が床についているようにする。

ほんの少しだけ尻を床から持ち上げる。そして肩甲骨から背中全体にかけてローラーを転がして往復を続ける。

体と思考を動かし、ストレスを解消するヨガ

私はいくつもの理由からヨガを愛好している。一つは、ふだんから体をゆるめるようにするためだ。ときどき背中と臀部に張りが出るが、ヨガは素晴らしい効力を発揮する特効薬なのだ。呼吸を整える効果もあるので思考を明瞭にするのにも役立つ。

数年前は、ヨガを毎日やっていたが、今は大会と大会の谷間にトレーニングの補足としてやっている。もし体に張りがあったり、ふだんよりストレスが感じられるときには、ヨガのセッションを行なう。

ヨガは古代から伝わるもので、何千年にもわたり何千万人もの人々が続けてきたものが大間違いなはずがない。ここではごく基本的な動きを短くまとめるにとどめるが、あとはご自身でさらに理解と実践を深めていけるはずだ。ぜひ、皆さん全員が良いヨガのクラスを見つけて定期的に参加されることをおすすめしたい（一部の男性は半信半疑かもしれないが、実際運動能力と柔軟性を高めるうえでヨガはじつに有効である。私が知る大多数の

エリートアスリートたちは大なり小なりヨガを取り入れている)。

私は4種類の動物に基づく動きを取り入れている。ウサギ、ネコ、イヌ、コブラだ。この4つの動きは体全体を伸ばし、非常にリラックスできる習慣を作り上げることができる。ストレス解消および柔軟性を増すという効果を得るために、この習慣を取り入れるのに一番良い時間帯は、運動の直後、あるいは就寝直前の夜である。

それぞれのアサナ（ポーズ）で30秒から1分間静止し、鼻でゆっくりと深呼吸する。呼吸こそがカギなのだ。初心者は現時点では難しすぎるポーズは少し調節するとよい（やっていればうまくなる）。これらもヨガの定番なので映像などで容易に確認いただける。

▼**ウサギ**：別名「チャイルズ・ポーズ」で知っている方もいるだろう。手のひらと膝を床につけて背中をまっすぐ伸ばし、尻が膝の真上に来て肩が手首の真上に来るようにする。後ろに座るようにして、尻をかかとの位置まで移動させる。両腕をまっすぐ伸ばしておでこを床につけるようにする（両手を使って尻がかかとに当たるまで体を下げていく）。

▼**ネコ**：上記のウサギのポジションから、最初のポジションに手と膝を戻す。猫のように背骨を天井に向かって持ち上げて弓なりにして、息を吐き出しながら手のひらを床に押し付け、背中を反らせながら尾てい骨を下げていく。

▼**イヌ**：このポーズは「下を向いたイヌのポーズ」として広く知られている。手のひらと膝を最初のポジションに戻す。今度は両手のひらを数センチ肩の前に出す。足の甲を元の状態から裏返し、足の裏を床につける。尻を持ち上げ、両足を伸ばす。両腕をまっすぐ伸ばしたままにして、10本の指と両手のひらを使って強く床を押していく。かかとをできるだけ後ろに伸ばし、床につくようにする。

▼**コブラ**：イヌのポジションから、体重を前に移動させて胸が両手のひらの上に来るようにして、同時に尻を下げて腕立て伏せの体勢を作る。ゆっくりと肘を曲げていき、体を下げて床につける。両手のひらは肋骨の隣に来るようにする。しばらく休憩する。頭と胸を持ち上げるために、足の指10本すべての甲の側を床に押し付けながら、手のひらも床に押し付け、肋骨と腹部が床から離れて背中が弓なりになるようにする。肩の上部を後ろに引っ張り、胸の上部が広がるようにする。視線はまっすぐか、ほんの少し上向きにする。

付録①

王者のレシピ

——私を成功に導いた素晴らしい料理——

私はつねに部屋の中にキッチンがあるホテルを探す。自分が何を食べているのか完璧に把握できれば気分がいいし、料理と食事をともにすることにより家族と長い時間を一緒にすごせるようになる。

ここで紹介する数々のレシピは、すべて私が勧める食事の理論に完璧にかなったものである。私の食習慣に基づいて以下のレシピを作ってくれたのは、著書もあるシェフのキャンディス・クマイだ。なお、私の食習慣は彼女のそれとまったく同じものだった！

どのように食べるのかは何を食べるのかと同じくらい大切であることを覚えておいてほしい。そしてあなたの体に入れる物に対して真剣になってほしい。まもなく、それがあなたの体の一部になるのだから。

朝食

パワーボウルミューズリー（2人分）

〈材料〉

オーガニックグルテンフリーロールドオーツ　1¼カップ／ドライクランベリー　½カップ／ゴールデンレーズン　½カップ／ペピタ（カボチャの種）またはヒマワリの種　½カップ／スライスアーモンド　½カップ／ライスまたはアーモンドのミルク（オプションで）／バナナ、ベリー、あるいはスライスされたリンゴ（オプションで）／天然甘味料（オプションで）

〈作り方〉

1 中ぐらいのボウルか、もし旅行中であれば密封可能な袋にロールドオーツ、クランベリー、レーズン、タネ類、アーモンドを入れる。

2 これにライスまたはアーモンドのミルクを加える。好みでバナナ、ベリー、スライスされたリンゴおよび天然甘味料を加えてもよい。

カシューバターとバナナが入ったグルテンフリーオーツ (4人分)

〈材料〉

オーガニックグルテンフリーロールドオーツ　2½カップ／皮をむいたバナナを斜めに薄切りした物　2本分／ナチュラルカシューバターまたはアーモンドバター　大さじ3／赤砂糖（精製度の低い砂糖）　大さじ1／細かく砕かれたダークチョコレート　¼カップ（オプションで）／ライスミルクまたは甘味料を加えていないアーモンドミルク（オプションで）

〈作り方〉

1 ソースパンにカップ4の水を入れて沸騰させ、ロールドオーツを加えて3～5分かき混ぜて好みの状態にする。これを4つのボウルに分けてよそう。

2 1の上にバナナを載せる。それぞれのボウルにカシューバターと赤砂糖を¼ずつ入れ、お好みでチョコレートも加える。その後、ライスミルクまたはアーモンドミルクを加える場合もある。

スムージー類

ブルーベリーアーモンドバタースムージー (4人分)

〈材料〉

冷凍ブルーベリー　2½カップ／冷凍バナナ　1本／アーモンドバター　大さじ2／新鮮なホウレン草　1¼カップ／甘味料が入っていないアーモンドミルク2½カップ

〈作り方〉

大型のミキサーでブルーベリー・バナナ・アーモンドバター・ホウレン草・アーモンドミルクを完全に混ざって一体となるまでピューレにする。これをグラス4つに分けてすぐに飲むこと。

マンゴーココナッツスムージー (4人分)

〈材料〉

冷凍マンゴー　2½カップ／冷凍バナナ　1本／アーモンドバター　大さじ1／細切りのココナッツ　大さじ1／ケールの葉（枝を取り除いた物）　1¼カップ／ライスミルク 2½カップ

〈作り方〉

大型のミキサーでマンゴー・バナナ・アーモンドバター・ココナッツ・ケールの葉・ライスミルクを完全に混ざって一体となるまでピューレにする。これをグラス4つに分けて、すぐに飲むこと。

バニラアーモンドスムージー（4人分）

〈材料〉
冷凍バナナ　3本／アーモンドバター　大さじ2／オーガニックバニラエキス　小さじ1／蜂蜜　大さじ1／新鮮なホウレン草　1¼カップ／氷　½カップ（あるいは必要な分だけ）／無加糖アーモンドミルク　1¾カップ

〈作り方〉

大型のミキサーでバナナ・アーモンドバター・バニラエキス・蜂蜜・ホウレン草・氷・アーモンドミルクを完全に混ざって一体となるまでピューレにする。これをグラス4つに分けてすぐに飲むこと。

ランチ

パワーペースト入り グルテンフリーパスタ（4人分）

〈材料〉

ぎゅう詰めにされていない新鮮なバジルの葉　3¾カップ（飾り付けに使う場合はもう少し追加）／刻んだクルミ　¾カップ／刻んだガーリック　3片／海の塩　大さじ½／エクストラバージンオリーブオイル　½カップ／新鮮なレモン果汁　大さじ2／ライスパスタ　6¼カップ／刻んだサンドライトマト（お好みで）

〈作り方〉
1 ペーストを作るには、バジル・クルミ・ガーリック、海の塩をフードプロセッサーに入れ、中身がすべて粗びき粉のようになるまで完全に混ぜ合わせる。少しずつオリーブオイルをなじませ、材料の粒が残りつつも全体が細かく砕かれるまで約1分間混ぜ合わせる。レモン果汁をたらして味を調節する。それから大きめのボウルに移す。
2 中くらいの鍋で、パッケージの指示に従ってライスパスタを茹でる。パス

タの茹で湯を残しておく。ペーストを溶かしてパスタ全体にいきわたらせ、残していたパスタの茹で湯で薄めていく。お好みで、追加のバジルやサンドライトマトを載せてもよい。

スパイシーソバサラダ(4人分)

〈材料〉

グルテンフリーのソバ　4人分／赤唐辛子　1本（二等分にして種を取り除き、薄切りした物）／ルッコラ　1¼カップ／粉々にしたカシューナッツ　大さじ2／刻んだ新鮮なバジルの葉　大さじ2／ライムを切った物（お好みで）

辛味のビネグレットソース作りに：クリーミーなオーガニックピーナツバター　大さじ2／減塩しょうゆ　小さじ1／熱したゴマ油　大さじ2／米酢　大さじ2／スリラチャまたはタバスコのような辛いソース　小さじ2／リュウゼツラン（テキーラの原料）のエキスまたは蜂蜜　小さじ1

〈作り方〉

1 パッケージの指示に従い、ソバを茹でる。水切りをしてから冷水でゆすぐ。そのまま置いておく。

2 ソバの調理中に、大きめのボウルに辛味ビネグレットの材料をすべて入れる。泡立つようかき混ぜる。

3 2の混ぜ用ボウルに入ったビネグレットの中へ冷えたソバを優しく放り込み、ソバ全体をコーティングする。そこに赤唐辛子とルッコラを加える。

4 ソバの上にカシューナッツとバジルを載せる。好きな人は、ライムを絞ってふりかけてもよい。

サンドライトマト＆キノアサラダ(4人分)

〈材料〉

ドレッシング用：エクストラバージンオリーブオイル　大さじ2／バルサミコ酢　大さじ3／蜂蜜　小さじ1／海の塩　小さじ½／ディジョンマスタード　小さじ1

サラダ用：調理済みで、熱を冷ましたキノア　5カップ／薄切りにしてオイルに漬けたサンドライトマト　½個／手で千切ったバジルの葉　½カップ／松の実　¼カップ／ルッコラ　1¼カップ

〈作り方〉

1 大きめのボウルで、オリーブオイル、バルサミコ酢、蜂蜜、海の塩、ディ

ジョンマスタードを完全に混ぜ合わせて泡立てる。
2 キノア、サンドライトマト、バジル、松の実、ルッコラを加える。ドレッシングが等分にかかるようにする。

スナック

ロースト・タマリ・アーモンド（6人分）

〈材料〉

生アーモンド　5カップ／溶かしたココナッツオイル　大さじ2／たまり醤油（グルテンフリー）大さじ2／乾燥オレガノ　大さじ2／ガーリックパウダー　小さじ2
味付けに：チリパウダー　小さじ½／ガーリックパウダー　小さじ1／上質な海の塩　小さじ½

〈作り方〉

1 まずオーブンを180℃まで温めておく。2枚のベイキングシートにアルミホイルをかけた天板の上に、均等にアーモンドを広げ、約8分間火であぶる。オーブンから取り出し、少し冷ます。オーブンの温度を150℃まで下げる。
2 大きめのボウルで、ココナッツオイル、たまり醤油、オレガノ、ガーリックパウダーを混ぜ合わせる。そこにアーモンドを加え、全体に味がつくまでかき混ぜる。
3 味がついたアーモンドをベイキングシートに戻し、オーブンに再び入れ、約8分間火であぶり、かき回しながら天板を左右に半々ずつ回す。
4 小型のボウルに、チリパウダー、ガーリックパウダー、海の塩を入れて混ぜる。オーブンからアーモンドを取り出し、少し冷ます。最後に、混ぜた調味料をアーモンドにまぶして全体に味をなじませる。密封容器に入れ、2週間寝かせる。

自家製ホムスと リンゴ・生野菜の前菜（12人分）

〈材料〉

ホムス用：水煮ヒヨコ豆　850g／エクストラバージンオリーブオイル　大さじ2／タヒニ（練りゴマ）ペースト（なければ日本の練りゴマ）　大さじ2（お好みで）／レモン果汁　½個分

／火であぶったガーリック　4片／クミン　小さじ1／たまり醤油（グルテンフリー）　大さじ2／大きめのリンゴ（フジのような甘味が強い物が望ましい）　4個（半分に切って芯をとり、薄切りにする）／生野菜（好みで）

〈作り方〉

ホムスは、必要な材料をすべてフードプロセッサーに入れ、滑らかになるまで混ぜ合わせる。これを中くらいの大きさのボウルに移し、リンゴや好みの野菜と合わせて皿に盛る。

ディナー

シーバスのマンゴーとパパイヤサルサ添え（6人分）

〈材料〉

魚のマリネ用に：ライム果汁　¼カップ（ライム2、3個分）／エクストラバージンオリーブオイル　大さじ4⅓／刻んだ新鮮なオレガノ　大さじ2／クミン　小さじ½／チリパウダー　小さじ¼（お好みで）／海の塩　小さじ¼／シーバス（スズキ）、フエダイ、またはロックサーモンの切り身680g／三日月形に切ったライム2個分（お好みで）

サルサ用に：少し硬めのマンゴー　1個（皮をむいて芯をとり、1.3センチの大きさに切る）／大きくて硬めのパパイヤ　1個（皮をむいて1.3センチの大きさに切る）／赤玉ねぎ　½個（均等に角切りした物）／セラーノ・チリ（青唐辛子で代用可）　¼～½個（均等に角切りした物〈お好みで〉）／よく刻んだ新鮮なコリアンダー　大さじ2／唐辛子　½本（火を通して均等に刻んだ物〈味をよくするため火であぶるとよい〉）／搾りたてのライム果汁　½カップ／味付け用の海の塩

〈作り方〉

1 **魚をマリネにする**：ライム果汁、大さじ3⅔のオリーブオイル、オレガノ、クミン、チリパウダーと塩を中くらいのボウルで混ぜる。そこに魚の切り身を入れ、ひっくり返してまんべんなく味をつける。ボウル全体をラップで覆い、少なくとも1時間、最高3時間冷蔵庫に入れる。

2 **サルサを作る**：マンゴー、パパイヤ、赤玉ねぎをボウルに放り込み、セラーノ・チリ、コリアンダー、火であぶった唐辛子、ライム果汁を加えて混ぜる。味付けに塩を少し加えてから冷蔵庫に入れる。

3 グリルまたは鉄製のフライパンを高温に熱しておく。小さじ2のオリーブオ

イルをグリルの天板またはフライパンに丁寧に塗る。魚をマリネ液から取り出し、グリルの中に置く。熱が通るまで調理する。必要なら骨を取り除く。
4 シーバスの上にサルサやライムを飾る。

ローストトマト（サイドディッシュとして4人分）

〈材料〉
チェリートマト　5カップ／エクストラバージンオリーブオイル　大さじ2／バルサミコ酢　大さじ2／味付け用の海の塩

〈作り方〉
1 オーブンを180℃まで温めておく。トマトを23×33cmのローストパンに置き、オリーブオイルを加え、コーティングするようにかき混ぜる。45分間火であぶる。
2 オーブンから取り出し、しばらく冷まし、その後バルサミコ酢と海の塩で味付けする。

シンプルハーブ風味サーモン（4人分）

〈材料〉
170～230gの天然サーモンの切り身（皮つき）　4切れ／エクストラバージンオリーブオイル／レモン／ローストトマト
マリネ用に：エクストラバージンオリーブオイル　大さじ2／新鮮なタイムの葉　大さじ2／新鮮なオレガノの葉　大さじ2／ガーリック　2片（みじん切りにする）／新鮮なレモン果汁　大さじ1／飾り付け用にレモンを切った物／味付け用に使う海の塩

〈作り方〉
1 事前にオーブンを180℃まで温めておく。
2 小型のボウルにマリネに必要な材料をすべて入れてかき混ぜる。
3 マリネにサーモンを加え、両面とも味をつける。ラップで包んで15～20分冷蔵庫に入れる。
4 オリーブオイルを中くらいのトレイまたは23×33cmのローストパンに軽く塗り、サーモンの切り身を皮の側を下にして置く。
5 魚が不透明になり、触れたときに弾力が出るまで約20分間焼く。オーブンから取り出し、レモンを添え、先ほど紹介したローストトマトを添え

るとなおよい。

スモーキーサーロインステーキ（4人分）

〈材料〉

牛肉（トップサーロイン） 680g／エクストラバージンオリーブオイル 小さじ2

肉の味付けに：スモークパプリカ 小さじ1／ガーリックパウダー 小さじ1／乾燥オレガノ 小さじ1／海の塩 小さじ1

〈作り方〉

1 小さめのボウルにスモークパプリカ、ガーリックパウダー、オレガノ、海の塩を一緒に入れてかき混ぜる。このスパイスミックスをステーキの両面にすりつける。これを密閉可能なビニール袋に入れて少なくとも1時間、できれば一晩冷蔵庫で寝かせる。

2 ステーキ肉を冷蔵庫から取り出し、室温に15分間放置する。グリルまたはグリルパンにオリーブオイルを慎重に塗り、温度を中高に設定する。ステーキをグリルまたはグリルパンの上に置き、片面につき3～4分熱し、両面が茶色になってグリル網の焼き目がつくまで火を通す。

3 ステーキをまな板に移し、5分間そのままにしてから1.3センチくらいに薄切りする。すぐに食べること。

ベイクドポテト（4人分）

〈材料〉

大きめのジャガイモ 4個／エクストラバージンオリーブオイル 大さじ1／海の塩 小さじ1

トッピング用に：エクストラバージンオリーブオイル 大さじ1／玉ねぎ ½個（大まかに切り刻んだ物）／マッシュルーム（できればクレミニマッシュルーム）または小さいキノコ 1カップ強（薄切りにする）／チャイブ（お好みで）／海の塩

〈作り方〉

1 事前にオーブンを180℃まで温めておく。ベイキングシートとアルミホイルをオーブンの中に敷く。ジャガイモにフォークを数回突き刺してからボウルの中に入れ、オリーブオイルと塩を入れる。そしてベイキングシートに移し、全体に火が通るまで約1時間あぶる。オーブンから取り出し、しばらく冷ます。

2 トッピング用に、オリーブオイルをフライパンに入れて中火で温める。そこに玉ねぎを加え、約10分間かけて、茶色になり全体が柔らかくなるまでいためる。キノコを入れてかき混ぜ、こちらも柔らかくなるまで調理を続ける（約5分間）。

3 ジャガイモをすべて縦に真っ二つに切る。それぞれのジャガイモに大さじ2杯分のキノコその他の混ぜ物を詰めていく。食べるときには、お好みでチャイブを散らし、好みに合わせて塩を加える。

バンズ抜きパワーバーガー（パティ6枚/3人分）

〈材料〉

パティ用に：エクストラバージンオリーブオイル　大さじ2／玉ねぎ　1個（角切りした物）／牛挽き肉　450g／ウスターシャーソース（なければウスターソースで代用可）　大さじ2／海の塩　小さじ1／新鮮なブラックペッパー　大さじ½

お好みで追加する物：大きめのレタス（可能ならビブレタス）の葉　12枚／ディジョンマスタード／オーガニックケチャップ／トマト　1個（スライスした物）／アボカド　½個（薄くスライスした物）

〈作り方〉

1 大さじ1杯分のオリーブオイルを大きめの焦げ付きがないフライパンに入れ、中～強火で熱する。そこに玉ねぎを加えて、色が黄金色に近い茶色になるまで約20分間火を通す。ときどきかき混ぜる。

2 玉ねぎを小さめのボウルに移し、しばらくそのままにして冷ます。パティを作るためにフライパンをきれいにする。

3 大きめのボウルに肉を入れる。ウスターシャーソース、塩、ブラックペッパー、冷ました玉ねぎをそこに加える。すべてが馴染むまでかき混ぜる。パティを作るために直径9センチ、厚さ1.3センチの大きさに分ける。

4 残っている大さじ1のオリーブオイルをフライパンに入れ、中～強火で熱する。肉のパティを加え、両サイドが茶色になるまで調理し、パティ全体に火が通るようにする。全体で約10分間。へらを使ってパティを大きめの皿に移し、5分間そのままにする。

5 パティをそれぞれレタスの上に置く。そこにマスタードとケチャップをかける。薄切りにしたトマトとアボカドで覆い、さらにレタスをその上に置いてもよい。

付録②

おすすめ食品ガイド

「どうすればグルテンなしに生きられるのですか？　世の中、グルテンだらけですよ！」

私がグルテンフリーの生活を送っていると話すと、ほとんどの人がこういう反応をする。乳製品や精糖についても同じことを言う。

確かにそのとおりだ。箱詰めや袋詰めになっている食品を口にすれば、グルテンその他のいらない添加物を避けるのはほとんど不可能だ。つまりカギとなるのはパッケージになっていたり袋詰めになっていたりする食物をやめることだ。

だが、悪い食べ物に囲まれていることすなわちそれを食べなければならないという意味ではない。じつのところ、私は簡単にグルテンや精糖、乳製品を避けることができている。グルテンその他が「どこにでもある」としても関係ない。それ以外の健康的で、美味しくて、多様な食べ物もまたどこにでもある。ここではそれを伝えたい。

この付録は、グルテンフリー、精糖なし、乳製品なしの生活が思ったより簡単なものである証だ。私自身、過去数年間に食品について多くのことを学んだ。そこでこの場を借りて、私の好物とその原材料、なぜこういった食べ物が好きなのかを語っていきたい。なにより、ここに挙げている物は美味しい物ばかりなのだから。

タンパク質

卵：朝にあまりタンパク質はとらないようにしているので、卵はそれほど食べない。ただ一日の終わりになると、肉を食べる気になれないとき

でも非常に健康的で手軽なタンパク源となる。卵には豊富な栄養素（タンパク質とセレン。そして大型の卵でも一個につきわずか70～80kcal程度だ）が詰まっている。そして非常に幅広い料理に使える。オムレツだけなら作るのも簡単だし、野菜を食べるよりも手軽だ。

鶏肉（白身肉）：皮を取り除いた113gの骨なしの鶏肉には、24gの上質で純粋なタンパク質が含まれており、エネルギー源となるビタミンBも含まれ、125kcalだ。人工飼料を与えられた鶏よりも野放しにされた鶏のほうがオメガ3脂肪酸が豊富で味も良いので、私はつねづねできるかぎり放し飼いの物を選ぶようにしている。鶏肉を買うときには、塩分が加えられていないか注意してほしい。一部の精肉業者は、味を良くするために胸肉に薬剤を注入することがある。本来、113gの鶏胸肉には50～70mgのナトリウムが含まれている。注射済みの肉だとこれが500mgまで跳ね上がる。ラベルをよく注意して読んでほしい。

七面鳥（白身肉）：ラベルをよく読んで、白身肉であることを確かめてほしい。ほとんどの七面鳥の挽き肉は軽くて黒目の肉で、これを選ぶとカロリー摂取量が跳ね上がり、かつタンパク質の量が少ないのだ。

牛肉：私にとって赤身の肉は非常に重くて、大好きというわけではないのだが、たまには食べている。牛肉には言うまでもなく豊富なタンパク質が含まれているわけだが、一価不飽和脂肪酸、亜鉛、各種のビタミンB、鉄分も含まれている。可能なら牧草で育てられた牛肉を選んでほしい。トウモロコシのエサで育てられた牛と比べて、オメガ3脂肪酸とオメガ6脂肪酸の比率が違うのだ（前者は1：3に対し、トウモロコシは1：20だ）。オメガ6脂肪酸の比率が高すぎると、望んでいない炎症を引き起こす原因となる。

天然アラスカ産サーモン：養殖（または大西洋産）サーモンは絶対に避けてほしい。野生の物より栄養価がはるかに劣っているし、美味しそうなピンクっぽいオレンジ色に仕上げるために、エサとして人工色素まで与えられているからだ。ひどい話だ。だが、本物の上質なサーモンは本当に素晴らしい。豊富な各種のビタミンBとセレンが含まれ、113gのサーモンで24gのプロテインと175kcalを摂取できる。そして心臓に良い

脂肪がふんだんに含まれており、HDLコレステロール（善玉コレステロール）値を高めることができるのだ。

キハダマグロのツナとその他の魚類：ツナは他のどんな魚よりも1kcalあたりのタンパク質が多い。――わずか125kcalで28gだ――。そしてオメガ3脂肪酸の数値も高い。店の魚コーナーで買い物をするときには、ツナは自然に茶色になることはないのだと知っておいてほしい。明るい赤が本来の色だ。その他の健康的な魚としては、イワシ、サバ、ニジマス、ホッキョクイワナなどがある。

貝・甲殻類：エビ、ロブスター、クラム（二枚貝）などは、すべてタンパク質が豊富で低カロリーだ。だからこそ、料理の際はあまりバターを使いすぎないようにしてほしい。

野菜類

そう、野菜こそ人間が必要とするあらゆる栄養素が自然に含まれている物だ。ビタミン類、ミネラル、食物繊維、抗酸化成分などだ。だが、すべての野菜が同じように栄養に恵まれているわけではない。一部の――特に根菜や冬の野菜類だ――はデンプンや炭水化物が多すぎる。しかも私はエネルギーを最大限に引き出すために、一日に必要な炭水化物の大部分を日中に摂取してしまうので、タンパク質摂取を重視している夕食時には避けるようにしている。だが、葉野菜や茎野菜は私流に言えば「中庸」だ。炭水化物がそれほど多いわけでもないので、一日の中でいつでも食べるし、毎回の食事に取り入れている。
中庸な野菜：こういった野菜類は往々にして食物繊維とビタミンA・B・C・Kが豊富に含まれる一方でカロリーが低いので、いつでも食べてよい。アスパラガス、アーティチョーク、芽キャベツ、ブロッコリー、カリフラワー、パクチョイ、辛子菜、フダン草、ホウレン草、タンポポ、ケール、クレソン、アブラナ、瓜、ズッキーニ、赤ピーマン（緑の物よりもはるかに栄養豊富だ）、そして緑・赤・ロメインレタスといったところだ。
高炭水化物の野菜類：私がこういう種類の野菜を食べるのは、エネル

ギーを求めている日中だけだ。食物繊維およびビタミン各種、特にビタミンAが豊富なわけだが、私の夕食メニューに加えるには炭水化物の比率が高すぎる。トウモロコシ、ジャガイモ、玉ねぎ、サツマイモ、ニンジン、食用ビーツ、豆類、カブ、カボチャといったところだ。

オリーブ：炎症を防ぐうえで最高の食物であり、サラダにいい味わいを加えてくれる存在だ。

豆類と豆科植物全般：まずは警告だ。豆を大量にとりすぎると、消化に問題が発生する。またナトリウム濃度が高すぎるので、缶詰の豆は避けてほしい。乾燥した物を買ってきて、一晩水漬けにして戻すくらいがちょうどよい。黒豆、枝豆、ヒヨコ豆（ホムス）、空豆、サヤインゲン、エンドウ豆、レンズ豆、白インゲン豆、インゲン豆といったところだ。

果物

体は果物から得られる健康的な糖分である果糖《フルクトース》を必要としている。私はエネルギー補給の一環で日中にもたくさんの果物を食べるが、夜は滅多に食べない。夜間になると、体がタンパク質の消化を求めているので、あまり多くの炭水化物を含むカロリーをとって体に混乱を引き起こしたくないのだ。

糖分が多めの果物：こういう美味しい果物というのは、あらゆる食べ物の中でも濃厚な栄養を含む一群である。基本的に、昔から言われ続けている「一日一個のリンゴ」というのはまさに的を射ており、その日一日を通して必要な糖分をすべてそこでとることができる。糖分が多めの果物としてはリンゴ、梨、ブドウ、チェリー、桃、ネクタリン、アプリコット、プラム、イチゴ、ラズベリー、ブラックベリー、ブルーベリーなどがある。こうして並べてみると、すべて皮ごと食べられる果物であることにお気づきの方もおられよう。だからこそ、殺虫剤が必要となるわけなので、私は可能なかぎりオーガニックの果物を食べるようにしている。

バナナ、イチジク、パパイヤ：どれも栄養価が高く、特にバナナとイチ

ジクはカリウムの含有量が最高で、心臓病や高血圧の予防に大いに役に立つ。だが、糖分も非常に多いので、食べる量はほどほどにされたい。

柑橘類など酸味が強い果物：皮を食べる果物ではないので、オレンジ、グレープフルーツ、レモン、ライム、パイナップル、グアバ、パッションフルーツ、キウイ、ザクロについてはオーガニックにこだわる必要はない。ここで挙げた果物は軒並み栄養価（特にビタミンCとカロリー）が高い。それから、ジュースはやめたほうがよい。オレンジジュースはオレンジ本体よりもカロリーが高く、その割に食物繊維が皆無だからだ。

ドライフルーツ：ドライフルーツについては細心の注意を払っている。レーズン、ドライアプリコット、ナツメヤシ、プルーンといったところだ。確かに、栄養価は高い。だが糖度も高すぎる。よって食べるのはほどほどにして、運動中の手軽なエネルギー源として活用するくらいにしてほしい。

トマト：そう、トマトは果実なのだ。私は少しだけトマトに対して過敏症なのだが、それでもたまには新鮮かつ精製されていない物に限って食べている（トマトソースはフレッシュトマトから作られた物だけ口にする）。リコピンというトマトを赤くしている色素は、紫外線がもたらす肌の老化を促進するフリーラジカルを除去するのに役立つ。

アボカド：もう一つ、よく野菜と勘違いされる果物を紹介しておこう。アボカドは私の好物の一つだ。味わいもあるし、繊維も豊富だし、栄養価も申し分ない。特におすすめなのは新鮮なアボカドだ。健康的で、かつ一価不飽和脂肪酸も多く含まれている。

小麦の代わりとなる穀物

最近はスーパーマーケットでもグルテンフリー部門が充実してきているし、言うまでもなくインターネットを通じてドライパスタ、クラッカーその他を購入することができる。最近では、小麦の代替となる上質な穀物がいろいろと出てきている。もしまだ食べたことがないのであれば、ぜひ一度試してみてほしい。

キノア：南米産のキノアは玄米の約2倍の食物繊維とタンパク質を含有

しており、このタンパク質は完全なアミノ酸が含まれる上質なもので、他のどんな穀物よりも筋肉組成に大きな力を発揮してくれる。ほとんどがタンパク質と食物繊維で——多少の健康的な脂質と比較的少量の炭水化物との組み合わせだが——インスリン反応を下げることができる。キノアは味も良く、せいぜい15分程度で調理が完了する。

オート（インスタント・伝統的な物・スティールカット）：インスタントオートミールは、料理を手早くするために作られた物で、1分程度で調理できる。伝統的オートミールには挽き割り（脱穀）された本物の穀物がフレークにされている。5分程度で準備完了する。スティールカットは細かくカットされているが、平たくつぶされてはいない。料理には約30分かかる。食事で食物繊維をとるうえで一番簡単なのがオートであり、タンパク質も豊富に含まれている。純粋な穀物は、精製された物と比べて血糖値を高めることがないという点で、私はスティールカットが好きだ。糖分が大量に加えられたスーパーマーケットで販売されているブランドには十分注意してほしい。素材にちょっとしたフルーツやナッツを加えるくらいがちょうどいい。

玄米：素の玄米のことを、私はいざというときの予備食品と呼んでいる。栄養価や味の観点からもっと好きな穀物はあるのだが、玄米なら他の好物（キノアまたはグルテンフリーパスタのことだ）が手に入らない場所であってもどこでも手に入るからだ。玄米は強力なミネラルと食物繊維を与えてくれるし、他の食べ物との食べ合わせも良い。

ソバ粉：私はソバ粉パスタが好きだ。そしてソバ粉そのものが強力な食品だ。28gにつき3gの繊維と4gのタンパク質、加えて銅やマグネシウム、マンガンといったミネラルも豊富に含んでいるからだ。こういったグルテンフリーの穀物は私の食事における主役となり、その中でももっとも大きな役割を果たしているのがソバ粉だ。

アワ：アワは栄養価的に小麦とよく似たアジア産の穀物だ。28gに2gの食物繊維、3gのタンパク質、加えてビタミンB、カルシウム、鉄分が含まれている。私はオートミールマフィンやシリアル、トマト料理などの際にアワが小麦の代わりとして活用されている例を見てきている。

ミューズリー（スイスのシリアル食品）：平たくつぶされたオート麦とドライフルーツ、ナッツが組み合わされることが多いミューズリーはスイス産だ。私はほぼ毎日パワーボウルの材料としてミューズリーを食べている。カップ1杯で300kcalに達するが、ここが重要なのだ。私の朝食はこれだ。食物繊維とタンパク質に加え、ビタミンB・E、鉄分、その他諸々が含まれているので、それでもいいのだ。

シラタキ：厳密には穀物ではないが、ここに加えてもいいだろう。シラタキはアジア発の低炭水化物、あるいは無炭水化物の半透明な麺で、アジアのコンニャクイモの根から作られている。タイの研究者によると、たった1gだけで血流に糖分が吸収される速度を著しく遅くする効果があるのだという。シラタキそのものには味はないが、一緒に食べ合わせるどんな食事にも合うという特性がある。

アマランサス：アマランサスは栄養の観点からいうと最強の穀物の一つである。グルテンフリーというのが一つ、そして小麦や玄米以上に食物繊維とタンパク質を含んでいるというのが大きい。さまざまな種類のビタミンも含有していて、数々の研究から血圧やコレステロール値を下げる効果もあることがわかっている。また、数少ない「完全な」タンパク質を含む穀物なので、筋肉増強にも役立つ。8種類の基本的アミノ酸がすべて入っている珍しい穀物なのだ。

テフ：テフはエチオピア産である。茶色の物と象牙色（クリーム色）の物があるが、私の経験では茶色のほうが味わいがある。――甘味もあるし、ナッツの風味もする。1カップで5g近くの食物繊維と8gのタンパク質、そして豊富なミネラルも含まれている。準備も簡単だ。1カップをカップ3杯分の沸騰したお湯に入れ、20分間煮込む。あとは味付けで好みのスパイスを加えるだけだ――。テフはどんな料理にも合う。

スパゲッティ・スカッシュ（別名：金糸瓜、そうめんかぼちゃ）：実際は野菜だが、スパゲッティ・スカッシュを切り開いてみると、中身はまるでスパゲッティのようで、そのままグルテンフリーのパスタ代わりに使うことも可能だ。スパゲッティ・スカッシュそのものの栄養価はそれほど高くないので、他の食べ物の添え物として使うといいだろう。

ナッツと果物のタネ類：こういう物があると、練習の日に燃料として使える。私は可能なかぎり、火を通さず生の物をそのまま食べるようにしている。食べる量を制御するのも簡単だし（手のひら一杯でも十分な量のおやつになる）、タンパク質の補給にもなるし、食物繊維や一価不飽和脂肪酸の摂取もできる。アーモンド、ピスタチオ、カシューナッツ、クルミ、ペカン、ブラジルナッツ、マカダミアナッツ、ピーナッツ、亜麻の種、ヒマワリの種、カボチャの種、ゴマ、麻の種、チアの種などをサラダやシリアル、スムージーなどに加えるとよいだろう。

健康的なオイル類（脂肪）

脂肪がなければ、体はほとんどのビタミン類を吸収することができない。よって私はオイル類を控えめに使っている。私が食用にしているのは以下のオイル類だ。

オリーブオイル：これさえあれば、とりあえず間違いはないというオイルだ。今までの説明でオリーブオイルに含まれる健康的な脂肪分についてはもうおわかりだろう。エクストラバージンにはこくのある風味があり、一番高価な種類だが、それゆえにサラダのドレッシングやパンにつけて風味を加えるときに使われている（パンにオリーブオイルをつけるのが皆大好きだが、これについては私は諦めざるをえなかった）。軽めのオリーブオイルは調理に最適だ。

キャノーラ油：オリーブオイルが使えないときに、揚げ物やソテーにするのに最適な油だ。キャノーラ油は比較的高熱でも使えるわけだが、あっさりとした味わいなのでレシピの邪魔をすることがない。ただし、気をつけてほしいことがある。キャノーラと安価で大豆やコーンオイルから作られた一般の「植物油」を混同しないでほしい。この手の油にはオメガ6脂肪酸が必要以上に含まれている。魚に含まれているオメガ3脂肪酸とキャノーラ油とがほどよく混ざっているときは、こういう多価不飽和脂肪酸も悪くないが、基本的にオメガ6脂肪酸は炎症を引き起こすものであり、オメガ3脂肪酸には炎症防止の効能があるので、必ずこの2つのバランスがよくなるよう配慮してほしい。

ココナッツオイル：一部の人はココナッツオイルに含まれる飽和脂肪酸がコレステロール値を上げてしまうのではないかと恐れているようだ。そういう一面があるのは確かだが、このオイルに含まれているラウリン酸はHDLコレステロールの数値を高めることがわかっている。さらに、研究で明らかになったのは、ココナッツオイルは免疫システムの強化に力を発揮し、肉体がインシュリンを効果的に使えるよう手助けする効果があるということだ。この「オイル」はショートニングのように白く固まるので、通常のオイルと同じ物には見えない。世の中にはこのオイルをティースプーンで1杯分すくってコーヒーに落とす人もいるし、スムージーにも使えるし、パンを焼く際のショートニングの代わりとしても使える。

亜麻仁油：亜麻仁油は炎症予防やコレステロール低下に力を発揮するα-リノレン酸を多く含んでいる。この油は他の油よりも健康的なので、私のお気に入りである。そして、人間の肉体はこの油に含まれる必須脂肪酸を自身で作り出すことができないのだ。

ナッツバター：ピーナッツバターは、原材料がピーナッツのみであるかぎりは非常に健康的な食品である。原材料が記載されたラベルをあらためて確認して、砂糖や塩、ヤシ油などが加えられていないことを確認しよう。その他のナッツバター、特にアーモンドバターはさらに健康的な選択である。

アボカド・クルミ・ヘーゼルナッツオイル：サラダ用ドレッシングとして最適であり、他の食べ物に混ぜれば、素晴らしい味わいを添えたうえで一価不飽和脂肪酸も摂取できる。

乳製品の代替品

「非乳製品クリーマー」やその他の化学化合物には、細心の注意を払ってほしい。こういう製品には多くの場合、不必要なほどの過剰な糖分と不健康な脂肪が配合されている。今後乳製品をやめるというこ

とであれば、ミルク、ヨーグルト、アイスクリームの代わりに次のような代替品を探してみるといいだろう。アーモンドミルク、ココナッツミルク、ライスミルク、ヘーゼルナッツミルクだ。なお、豆乳はエストロゲン物質が多く含まれる分離大豆タンパクが濃縮された物なので、できるだけ避けるようにしている。言い換えると、筋肉に悪影響を及ぼし、脂肪の蓄積につながってしまうのだ。

新装版に向けての訳者あとがき

本書が刊行されてからはや三年がたった。その間に、あまりにも大きな変動があった。まずはノバク・ジョコビッチ本人から。本書日本語版刊行に合わせたかのように、彼は勝ち続けた（実際のところ、彼の勝ちを私が事前に予測して刊行をそこに合わせた、が正しい）。とにかく、2015年だけでグランドスラム四大会のうち全豪・全英・全米の三つを制し、優勝者にATPポイント1000が与えられるマスターズでもパリバ、マイアミ、モンテカルロ、ローマ、上海、ロレックス・パリと優勝を続け、ロンドンで開催されたツアーファイナルも制して出場16大会のうち15大会で決勝進出、11大会で優勝という途轍もない強さを発揮した。勢いは翌年も続き、'15年には欠場したマドリード・オープンでも優勝し、優勝スピーチの際には練習中だというスペイン語まで披露してみせた。そしてグランドスラムの中で唯一制していなかった全仏優勝も達成し、キャリアグランドスラムを実現した。現在は不調が続いているが、誰もが終わったと思っていたラファエル・ナダルも復活を果たし、ロジャー・フェデラーも世界一位に復帰している。よってまた近いうちにこの男も世界一位に戻ってくるものと私は確信している。

刊行前には六社が提案を却下した本書は、私のおかげで15万部のベストセラーとなった。翻訳者の印税などたかが知れていて、まだ全然裕福にはなっていない私だが、嬉しかったのは確かに本書が社会に影響をもたらし、現実を変えたことである。現在東京の下町に暮らしているが、近所のスーパーに行くと「グルテンフリーパスタ」をはじめとして少しずつグルテンフリー食品が増えてきている。一番心打たれたのは、とある講演の場で聴衆の女性から聞かされた言葉だった。

「私はグルテン不耐症を抱えていて、職場で毎日トイレで嘔吐を繰り返していました。症状も辛いですが、それ以上に辛かったのは誰もこの苦しみを理解してくれないことでした。うつ病と誤解されて精神科に行かされ、抗うつ剤を処方されましたが、もちろん効き目はありませんでした。そんなとき本書に出会い、調べてみたらグルテンの問題だったということがわかりました。そして、今では〝私もジョコビッチと同じ症状を抱えているんです〟と言うだけで誰もがわかってくれるんです」

このときほど、今の仕事をしていてよかったと思ったことはない。

また本書を熟読、実践するアスリートも続出した。私が知るだけで、サッカー日本代表のうち少なくとも六人がグルテンフリーを生活に取り入れている。長友佑都選手にいたっては、日本テレビGoingの自宅特集で本書を紹介してくれた。ボクシングでも井岡一翔選手が同じく本書をスポーツ新聞で大々的に紹介してくれた。その一週間後の大晦日には、前回勝ちはしたもののKOできなかったファン・カルロス・レベコをTKOに追い込み、グルテンフリーの効果を満天下に知らしめてくれた。私は当日会場にいたが、自身がかかわった書籍の効果を目の前で見せつけられ、万単位の観客が狂喜乱舞しているのを目の当たりにしたこの快感は、経験した人にしかわからないだろう。

ヤクルトと日本ハムで長年捕手として活躍した米野智人氏は、本書の影響もあり下北沢にグルテンフリーレストラン「イニング ＋」を開店した。このレストランと氏を紹介する2017年4月26日付夕刊フジの記事をこちらに引用したい。（太字引用者）

【俺の人生第二幕】米野智人氏、ジョコビッチに学び異色の転身　東京〝激戦区〟でカフェ経営「みんなを健康に」

おいしく食べてもらって、みんなを健康にしたい。ヤクルト、西武、日本ハムで計17年にわたって捕手として活躍し、昨季限りで引退した米野智人さん（35）が今年3月、最近世界的に注目を浴びている「グルテンフリー」（小麦などを使わない食事方法）を取り入れたメニューを軸に、〝激戦区〟の東京・下北沢にカフェをオープンした。プロ野球選手としては異色の転身だ。（聞き手・久保武司）

——グルテンフリーをはじめ「食」への造詣が深いですね

「若い頃は好きなものばかり食べていました。僕自身も、食事のことを気にし始めたのは去年からです」

—グルテンフリーといえば、プロテニスプレーヤーのジョコビッチが一昨年本を出版して話題になった（『ジョコビッチの生まれ変わる食事』＝三五館）

「そう、そう！　僕もその本を読んだんです。去年、遠征先の福岡で書店に入って、たまたま手に取りました。結構長いこと立ち読みしちゃって（笑）。もちろん買いましたけど」

――ジョコビッチの実家はパン屋さんなんですよね

「彼はかつては、とんでもないトレーニングをこなしているのに、試合終盤に倒れることがよくあった。最初は理由がわからなかったけれど、食物に問題があるとわかった。トレーニングを変えず、グルテンフリーを軸にした食事だけで、1年数カ月後には初めて世界ランキング1位になった（2011年）と。ホントかよっ、て思いましたよ。試しに一回やってみようと思って。すると自分にもすぐに変化が現れました。体重もすぐに絞れたし、すごく体調がよくなりました」

――食事の勉強は独学？

「いろいろな方に話を聞いたりしています。ああ、なるほどなってことばかりで。体によくない食べ物もたくさんあるんだと。もちろん良いものもあるけれど、良い食べ物を出している飲食店は少ない。それを日々勉強中です」

（中略）

――日本のプロスポーツ選手はケガをしてから食事の大切さに気づくことが多い

「野球選手はとにかく外食が多いです。自分がいた世界ですが、アスリートという感じじゃないですよね（苦笑）。（食事面を）気にしている人はほとんどいなかったです。シーズンが始まったら、ほぼ毎日試合がありますから、なおさら食事は大切じゃないかな。回復が早まる食物をとるとか、体に合った食事をするとか。僕は、動物性のものも食べないと元気が出ないと思っています。難しくて奥が深いですけど、体にいいもの、なおかつおいしいもの、それがベストですね」

もちろん私も「イニング＋」には行ったが、料理のかたわらヤクルトスワローズおよびプロ野球界内部の裏話をしてくれて、野球ファンにはたまらない空間となっている。元プロスポーツ選手で引退後に飲食店を開くものの、本人が名前を貸すだけで店に顔を出さない場合がすくなくないが、米野さんに関してはそれは当てはまらない。自身が開店日は毎日店に出て、厨房で自ら調理している。場所は京王井の頭線、小田急線・下北沢駅西口から徒歩30秒。東京都世田谷区代田5-34-21、ハイランド202（1階は成城石井）である。

ほかに都内でグルテンフリーを堪能できる店といえば、「グルテンフリーカフェ　リトルバード」がある。ここの特徴は、グルテンフリーを考えるなら一見あきらめなければならなそうなジャンクなものがなんでも堪能できることである。たとえばピザとか、ハンバーガー、餃子などもすべてグルテンフリーを徹底して提供している。最寄駅は小田急の代々木八幡、東京メトロの代々木公園駅となる。

あと忘れてはならないのが、町屋にある「お米の生パスタ工房　かくれん穂」である。こちらのこだわりは、その名の通りパスタで、すべて自家製米粉パスタで統一している。ランチサービスのパスタとパンのセットだが、このパンももちろん米粉である。なお、本書をご持参いただくか私の名前を言っていただければ、ドリンク一杯か赤ワイングラス一杯が無料となる。

東京23区以外で言うと、町田に「ふくろうの森」というカフェがある。こちらも米粉100％使用で、豊富なスイーツやパスタが用意されているわけだが、同店舗で特に最近力を入れているのが「ギルトフリー」である。結局のところ、小麦もそうだがそれと同じかさらに体に悪く、中毒性が高いのが「白砂糖」である。こちらではその点に力を入れ、罪悪感やうしろめたさを感じないまま楽しめるスイーツを提供している。

日本全国に目を広げると、札幌には北海道初の「米粉マイスター・インストラクター」資格を取得した浅倉幸恵さんが「Cafe a petits pas」を東区に開いている。ランチプレートは季節野菜とお豆のスープ・米粉パン・彩り野菜の付け合わせ3種類である。

名古屋・栄には同じくグルテンフリーの「ラ・ポルト・マルセイユ」がある。非常に店内は上品なつくりになっており、歴史的な重みも感じさせてくれる空間となっている。私も一度デートで……これ以上は私の本性がバレてしまうので書けない。効能はバツグンだった。

長野・白馬の名産物の一つはソバである。そば粉から作るガレットは今後白馬名物として世界的に広まっていく可能性を秘めている。コロンビア人のご主人・ホセと日本人の涼子夫人が経営する「3301Hakuba」では、そば粉100%、つまりグルテンフリーのガレットとコロンビアのスペシャリティコーヒーを楽しむことができ、コーヒー豆の即売も行っている。オーストラリア人も多い土地柄なので、看板にGluten Freeと一言付け加えるだけで店の売り上げが大幅に伸びることは間違いない。

粉ものの本場・大阪にも、実はグルテンフリーの店がある。福島近くの「されど鉄板」である。ここの特徴は大阪名物ともいえるお好み焼き・焼きそばも含めてグルテンフリーが可能なことだ。ちょっとした隠れ家的な場所と雰囲気で、日曜夜も営業している。

ここまでは店舗型のレストラン・カフェなどを紹介してきたが、もう一つ忘れてはならないのが鹿児島県川内市に本拠地を置く「小城製粉」である。同社は早くから米粉開発に力を入れており、米粉のお菓子類も数多く世に送り出してきた。特筆すべきは、このお菓子を食べずに一週間か十日そのままにしておくと、カビが生えてきてしまうということだ。すなわち、単にグルテンフリーだからいいです、という話ではなく、防腐剤その他を使っていないという何よりの証明である。結局のところ、世の中に出回っている観光地などのお土産用お菓子は大部分が小麦と砂糖の塊である。それが一番安上がりだからだ。ぜひ、次回誰か大切な人にお菓子をお中元・お歳暮などで贈るときに同社のお菓子を探してみてほしい。本書が次回文庫になる暁には、全国グルテンフリー店舗一覧などを付け加えたいと考えている。

本書をいまだに「グルテンフリーを勧めるだけの本」と勘違いしておられる方が多いが、それと同じかそれ以上に重要なのが「オープンマインド」の重要性である。私に言わせれば、ノバク・ジョコビッチが素晴らしいのはグルテンフリーを実践して小麦製品を我慢していることではない。よくわからない医者がわけがわからないことを言ってきたときに、一度は会ってみて話を聞いたことだ。実はそこが一番難しかったりする。「オープンマインド」の重要さ、そして強さをまざまざと見せつけてくれたのが、日本でもトリニータ、FC東京、セレッソ大阪などを率いた我が盟友ランコ・ポポヴィッチである。

2014年からスペイン二部の古豪、レアル・サラゴサの監督に就任し、ギリギリでプレーオフ進出を果たしたわけだが、そこで大惨事が発生した。ホームで開催されたファーストレグで0-3の惨敗である。少しでもサッカーをご存知なら、これがどれほどの痛手かわかるはずだ。

そんなとき、試合終了直後に私が寝ぼけ眼で送った出まかせのメッセージが、どうも彼の琴線に触れたらしい。セカンドレグ前日の定例監督会見で、私の言葉を引用して逆転勝利宣言したのだ。

「私には、時差が七時間だか八時間だかある日本という遠い国から毎試合見て応援してくれている友人がいる。そんな彼から、試合直後にメッセージが届いた。〝リヴァプール対ACミランのチャンピオンズリーグ決勝を忘れるな〟。あのとき、リヴァプールは前半を終えて0-3だったにもかかわらず、後半に追いついて、逆転して、優勝した。明日、我々はリヴァプールになってみせる」

そして、レアル・サラゴサは本当に4-1で圧勝した。この顚末は扶桑社のニュースサイト「ハーバービジネスオンライン」で書いたが、普段なら誹謗中傷・罵詈雑言・バッシングに満たされるコメント欄に、全くと言っていいほど反発がおきなかった。おそらく、日本国開闢《かいびゃく》以来スペインサッカープレーオフの結果を遠隔操作で動かした日本人は私が最初で、最後で、唯一に違いない。

その後ランコ・ポポヴィッチはタイに活躍の場を移し、一部リーグの強豪・ブリーラムを指揮することとなり、2017年には前期優勝を果たした。私は四月にタイへ会いに行ったわけだが、印象的だったのはタイの片田舎にいるにもかかわらず「今、大宮は勝ち点1だよな」「そういえば、家長は川崎に移籍したもんな」とか何とか、Jリーグの最新情報を完全に把握していたことだった。「よく知ってるね」と私が水を向けると、「私はいつでもスペインと日本は注意してみているから」と答えていた。今シーズンはインドスーパーリーグのプネーFCを率いてクラブ史上初のプレーオフ進出を果たしたが、またいつの日か日本に戻ってくることもあるだろう。

結局、前回立ち上げて、三五館版の本書の印税1%を寄付させていただいた「ランコ・ポポヴィッチ基金」は二百万円近くを集めることとなり、全額セルビア大使館を通じて2014年に発生した洪水被災者に贈られたことをこの場で報告しておきたい。

そして相変わらず私は出版業に関わり続けている。働き者の私は「ジョコビッチ」の後、2015年夏には「クリスティアーノ・ロナウドの心と体をどう磨く?」2016年には

「スーツケース起業家」「ジェイミー・ヴァーディー」「レスターの奇跡」２０１７年には「ナダル・ノート」「レアル・マドリード専属バス運転手が語る知られざる素顔」、２０１８年には共著で「史上初の詰飛車問題集」と出し続けている。今年は自著も含めあと数冊は出す予定である。その一方でマラソンを始め、２０１６年にハーフマラソンを二本、２０１７年にフルマラソンを三本走った。12月にはホノルルマラソンに参加した。その際のタイムは……浅田真央より約一時間速かった、とだけ言っておこう。

マラソンを走るためにはレース前の体重調整、つまりは減量が必要不可欠なわけだが、その際にもグルテンフリーは大いに役立っている。もともと中年太りとは全く無縁な人生だが、レース一か月前くらいからグルテンフリーの意識を強化するだけで簡単に3～4kgは落とすことができる。

グルテンフリーのおかげもあるのか、今のところ私の脳と肉体の機能はまだ衰えていないようだ。

２０１８年4月吉日　タカ大丸

解説❶：小麦断ちがこんなに効果をあげるワケ

——白澤卓二（お茶の水健康長寿クリニック院長、白澤抗加齢医学研究所所長）

テニスやサッカーなどのスポーツをテレビで観ることはほとんどない私ですが、じつは本書には以前から注目していました。というのも、私が翻訳したデイビッド・パールマター著『「いつものパン」があなたを殺す』（三笠書房）の中で、「グルテンフリー」の実例としてジョコビッチ選手が紹介されていたからです。

そのことをきっかけに同選手の試合をビデオで観戦したところ、グルテンフリーの効果は一目でわかりました。

まず私が着目したのは、相手がボールを打った瞬間のジョコビッチ選手の反応です。明らかに、ほかの選手より1000分の5秒から1000分の10秒ほど早く反応できているのです。テニスのように時速200キロを超えるボールに反応しなければならないスポーツにおいてこの違いは決定的です。

ジョコビッチ選手は体内にグルテンが入ってこなくなったおかげで脳反応のディレイ（遅延）がなくなり、この反応の速さによってコート全体を幅広くカバーすることができるようになりました。さらにボールが行く方向へ素早く動けています。一般に言われている「ストロークが安定しているからジョコビッチは強い」という解説は根本的に間違っています。「素早い反応、素早い動き」こそが強さの秘訣なのです。

対照的に、従来の小麦を含む食事をしている選手たちはジョコビッチ選手と比べて反応が遅れるため、コートの中で移動できる幅が狭まってしまいます。したがって、前に出て一か八かの勝負をかけるしかありません。そして、動いてボールを拾えない分、技に頼らざるをえず、試合後半に入って体力が落ちてくるとこの技も効果を失ってしまうのです。

では、なぜこのような違いが起きるのか、脳機能的な視点から解説してみましょう。

相手がボールを打ったとき、この情報は視覚を通して後頭葉に送られます。そして後頭葉から運動野への指示がシグナルで送られるわけですが、この際にふだんからグルテンを摂取しているかどうかが大きな違いとなって表れるのです。

グルテンが体内に入ると、小腸・大腸を含む腸全体で吸収されます。その際にタイトジャンクション（密着結合）が開き、腸内細菌から分泌された毒素が脳に運ばれ、脳に炎症が発生します。脳の炎症のために神経細胞は十分なニューロトランスミッター（神経伝達物質）が蓄積できず、それが初動の遅れとなって現れます。

テニスに限らず、あらゆるスポーツの世界においてもトップ200くらいの選手の実力は同じでしょう。1000分の5秒程度の初動とか、そういったわずかな違いが決定的な優劣をもたらすのです。

また、グルテンが体内に吸収されると、最終的に脳のオピオイド受容体と結合することが医学的に判明しています。それによりモルヒネ状の成分が発生し、軽度の感情的な高ぶりを発生させます。これが異常な食欲亢進につながり、突然これを断つと不快な禁断症状のようなものを発生させてしまうこともあります。いみじくもジョコビッチ選手が本文の中で告白しているとおり、これが脳に「霧」がかかっている状態です。だから初動反応が遅れるのです。つまり、小麦を食している選手たちは実質的に〝麻薬を打たれた状態〟で戦っているといえます。完全に麻薬を断ってシラフのジョコビッチ選手とまともな勝負ができるはずがないのです。

本書を読むと、ジョコビッチ選手が完全に小麦を断っていることがわかります。ここで重要なのは、グルテンはあくまでも小麦を構成するほんの一成分にすぎず、悪いのは「小麦」そのものだということなのです（小麦の問題については後述します）。

端的に言って、今の錦織圭選手がさらに上を目指そうとするなら、必要なのは技術や体力のトレーニングではありません。栄養・食事指導です。パンをはじめとした小麦製品を完全に断ち、食べ物を根本的に変えなければなりません。

本書の中には、脳についてもう一つ重要なヒントが隠されています。そもそも脳は燃料として、糖（グルコース）とケトン体を利用します。ジョコビッチ選手の肉体を見ると、極限まで炭水化物の摂取を減らしたことで、糖ではなくケトン体を燃料として脳と肉体を動かしていることがわかります。ケトン体が素晴らしいのは、グルコースと比べてＡＴＰ（エネルギー）産生比率が25％も高い、つまり燃費・効率が著しく良いということなのです。ジョコビッチ選手の試合を見ると、長時間ラリーが続いてもバテない、そして後半になればなるほど本領を発揮して勝負強くなっていることがわかります。これがケトン体を燃料として使えるようになった体の特長です。

このケトン体は一般人にも使える燃料なのでしょうか。じつはこれは簡単な話なのです。朝コーヒーを飲むときにミルクや砂糖など余計な物を入れずに、５ccだけココナッツオイルをたらすとよいのです。すると３時間後にはケトン体の血中濃度が最大となり、認知機能が著しく向上します。つまり、今まで脳内にかかっていた「霧」が雲散霧消し、今までにない〝脳力〟を引き出すことができます。これで数学や物理など集中力がカギとなる科目で試験の得点を上げることは簡単ですし、囲碁・将棋のプロ棋士であれば間違いなく勝率が上がります。もちろんさまざまなビジネスシーンでも役立つでしょう。

99・9％の人たちの脳内には「霧」がかかっていて、それが当たり前だと思い込んでいるわけです。そんな中で一人だけシラフでいるというのはどういうことか、もはや説明するまでもないでしょう。そして、ケトン体の作用が最大になると、炭水化物に対する興味がなくなり、暴飲暴食の危険や誘惑そのものがなくなります。

それから、ジョコビッチ選手の献立の中で毎朝蜂蜜をなめるという記述がありますが、この意味について少し解説しておきましょう。

これは、血糖値を必要以上にあげないのが目的です。蜂蜜の摂取は、砂糖の摂取と比べて血糖値がそれほど上がりません。そのため、インシュリンを刺激しません。このインシュリンが人体にとっては大きなブレーキになります。ジョコビッチ選手の肉体を見ると、極限までインシュリンの分泌を抑制し、ほぼ純粋にケトン体だけを動力にしていることがすぐにわかります。

私はテニスのことは何も知りません。あくまでも脳機能の専門家です。本書でジョコビッチに栄養指導をするイゴール・セトジェヴィッチ博士も私と同じようにテニスをまったく知らない人物でしたが、1000分の数秒の反応の遅れ、ほんの数コマのジョコビッチ選手の動きを見て、原因がグルテンであることを見抜いたのです。つまり、ほんの10分ほどジョコビッチ選手の試合を見るだけでこれだけのことがわかるのです。それほどまでにグルテンは人間に悪影響を与えているというわけです。

では、なぜ小麦がそこまで人体にとって危険な食物になったのでしょうか？

人類が農耕を始めて約1万年が経ちますが、これは遺伝子の変異が発生するには短すぎる期間です。それまで人類は200〜300万年以上のあいだ狩猟生活をしていたわけで、その頃の体内システムが今もそのまま残っています。ですから、アスリートであろうと一般人であろうと、まずは狩猟時代に最高のパフォーマンス・成果を発揮できた食生活に戻すべきというのが私の基本的な考えです。

そしてもう一つ大きな問題があります。現在栽培されている小麦は、1960年代の小麦とは似ても似つかないまったく別の作物です。詳細は、私が翻訳したウイリアム・デイビス博士による『小麦は食べるな！』（日本文芸社）に譲りますが、国際トウモロコシ・コムギ改良センター（IMWIC）は長年にわたり小麦の品質改良を続けてきました。その中でも特に重要だったのがノーマン・ボーローグ博士です。同博士は旧来の物と比べて極度に茎が太いうえに短く、生産性が高い矮小《わいしょう》小麦を開発したことから農業界において「グリーン革命の父」と呼ばれ、米国大統領および議会から勲章を与えられ、1970年にはノーベル平和賞さえも受賞しました。

病気や日照りに強く、生育期間も劇的に短いこの小麦の開発により、全世界において総生産量が何十倍にも膨らみました。そして作付面積がトウモロコシに次ぐ2位の広さを誇る小麦生産大国のアメリカでは小麦はすべてこの新時代の矮小小麦に入れ替わりました。この小麦は何度となく繰り返された激しい品種改良によって、今やかつての小麦とはまったくの別物になっています。そして、グルテンをはじめとするこのタイプの小麦の含有タンパク量はヒトの耐性限度を超え、さまざまな悪さをするようになってしまったのです。

本書にあるとおり、グルテンは砂糖よりも早く急激に血糖値を上げてしまうものです。そのため、たとえ小麦アレルギーがない人でも、肥満や高血圧、糖尿病、心臓・内臓疾患、脳疾患、皮膚疾患などを引き起こします。小麦によって「脳の霧」と呼ばれる症状が発生し、集中力が散漫になったり、短期記憶が不正確になったりといった軽度の認知障害を引き起こすことが学界でも報告されています。

幸か不幸かジョコビッチ選手は生来のグルテン不耐症により、早めに小麦の恐ろしさに目覚めることができた。他のすべての選手たちはまだそれに気づいていないので実力を発揮しきれない。そう考えると、ジョコビッチ選手の天下はもうしばらく続くとみていいのではないでしょうか。

本書で彼が推奨している食事は、間違いなく一般人にも大きな効力を発揮します。生活習慣病や肥満に限らずさまざまな病気の予防はもちろん、頭脳のパフォーマンス向上にも確実に寄与します。われわれ日本人の食卓は洋食より明らかに小麦粉の消費が少ないわけですから、実践も十分に可能なはずです。

ジョコビッチ選手という世界的スーパーアスリートが自ら実行した本書の理論は、アスリートだけでなく、一般の方々にとってもたいへん有意義なものです。わかりやすい邦訳によって本書が世に問われることを歓迎し、この食事法がより多くの読者に広がっていくことを期待します。

白澤卓二（しらさわ・たくじ）◉1958年神奈川県生まれ。お茶の水健康長寿クリニック院長、白澤抗加齢医学研究所所長。順天堂大学大学院医学研究科・加齢制御医学講座元教授。千葉大学医学部卒業。専門は寿命制御遺伝子の分子遺伝学、アルツハイマー病の分子生物学、アスリートの遺伝子研究。老化予防に関するベストセラー多数。

解説❷：プロテニスプレーヤーが見るジョコビッチのすごさ

——杉山愛インタビュー

私にとって、杉山愛は特別な存在だ。今も決して忘れられない思い出がある。初めて米国の大学に入学したときだから、２０００年1月のことである。もう15年前だが、今も日付をはっきりと覚えている。1月24日だ。

このときの私は大学との行き違いから米国学生ビザが発行されず、入国できないままカナダ中をさまよっていた。そして週末の3日間を「塀の中」で過ごす羽目となり、生まれて初めての40度近い高熱にうなされながら病院の行き方もわからず、たった一人だった。そして私はオタワからバスでモントリオールに移動し、翌日のバンクーバー行きフライトに備えてバスターミナルのすぐ裏にある安宿に駆け込んだ。

そのとき受付従業員がテレビで観戦していたのが、テニスの試合だった。そして戦っていたのが杉山愛だった。それまでテニスをまともに見たことはなかったが、あのときほど愛国心と同胞愛が自然に湧いてきたことは後にも先にもない。

あれから15年、私は都内某ホテルのラウンジで杉山愛と向かい合うことになった。お互いの座右の銘が「遊戯三昧《ゆげざんまい》」という共通点もあり、話はすぐに盛りあがった。本書の刊行にあたって、テニスのプロから見たジョコビッチのすごさについて語ってもらった。（タカ大丸）

――最初にごく単純な質問ですが、ジョコビッチの一番の強さは何ですか？

杉山：ディフェンスは間違いなくナンバー1ですね。もちろん、それだけで世界1位になれるはずがないので、他にも優れたところが多々あります。どれか一つが飛び抜けているというわけではなく、体力もあり、メンタルの強さもあり、チーム力も優れています。テニスの技術で言えばディフェンス力が光ります。

――日本の錦織圭選手とジョコビッチを比較してみていかがでしょうか？　錦織選手がジョコビッチを超える日が来るでしょうか。

杉山：この2人はテニスも全然違いますし、性格も違いますから、対ジョコビッチどうこうというよりは、長いシーズンをどう乗り切っていくのかという戦略の部分、それからまだ錦織選手はグランドスラムで優勝していませんから、ここにどう照準を合わせて勝ちに行くかというのが課題になると思います。

先ほどジョコビッチのディフェンスが優れているという話をしましたが、それに加えてディフェンスがそのままオフェンス（攻撃）につながっているという側面があって、そこが彼の魅力なんですよ。対する錦織選手はスピードとか展開の速さ、ショットのバラエテイの豊かさ、奇想天外な展開力があり、ジョコビッチとは違うすごみがありますから、課題は全然違いますね。

今回（2015年）もジョコビッチは全豪オープンで優勝したわけですが、私が彼がすごいと思っていることがもう一つあります。フェデラーとナダルの2強時代が長く、しかもこの2強と3番の差が大きすぎて、彼が3番でもこれは追い越せないのではないかと思っていました。選手だったら上を目指すのが当たり前だろうと思うかもしれませんが、なまじプロだからプロのすごさがわかって冷静になってしまうことがあるわけです。将棋でも、プロだからこそ羽生さんには勝てないみたいな話があるでしょう。でもそんな時期にも彼は気持ちを切らさずに虎視眈々《こしたんたん》と一番を狙い続けていたんだというのが私にとって一番衝撃的な部分でしたね。

——錦織のコーチはマイケル・チャンで、ジョコビッチにはボリス・ベッカー（ドイツ出身の伝説的テニスプレーヤー）がついていますね（インタビュー時）。ジョコビッチはベッカーに何を求めていると思われますか？

杉山：ベッカーは憧れの選手だったと思うのですが、あの次元の選手になるともう技術どうこうの話ではないといえます。錦織選手の場合は技術的にも体力的にもマイケルにもう一度鍛え直してもらい改革したという側面がありますが、ジョコビッチとベッカーとの関係とは意味合いが違いますね。ジョコビッチがベッカーを迎え入れたときにはすでにグランドスラムを制覇していましたから、今後ナンバー1であり続けるためのモチベーションアップとかメンタル的なところをプラスにしたいという考えが大きいのではないでしょうか。本人も言っていましたが、何かを変えるのではなく、加えるということですよね。競争が激しいメンタルスポーツですし、試合中の波をどうやって自分に引き寄せるかという勝負でもありますから、そこでベッカーだからこそ言える、世界一だった人だからこそ説得力があるという言葉を求めているのではないでしょうか。

——ところで杉山さんが初めて錦織圭選手を見たのはいつでしたか？

杉山：彼が13歳の頃ですから、11歳のときを見ている松岡修造さんよりは少し後ですね。もうそのときから光り方が全然違いましたよ。今まで見たことがない逸材だなと思いました。ヒット力があり、ふだんはほんわかとした優しい雰囲気の子なのですが、勝負のときにはやるという強さ、そして頭の良さも兼ね備えていましたね。
——日本も少し前までテニス人気は決して高いとはいえませんでしたが、セルビアはさらにテニス人気がない国ですね。なのに、なぜそんなテニス不人気国からジョコビッチやイヴァノヴィッチ、ヤンコヴィッチと世界的な選手が同時期に出てきたのでしょう？

杉山：今は国の情勢も良くなってきていますし、もう人気もあると思いますけどね。でも彼らがテニスを始めた頃は戦争があって、練習環境を整えるために必死に練習場所を探したりしていたことを聞きました。私も引退する少し前、今から約10年前に一度フェドカップ（女子テニス国別対抗戦）の試合で首都のベオグラードに行ったことがありますが、空爆の爪痕がまだ生々しく残っていました。

今、日本では錦織選手が出てきましたが、どの国でいつテニスの黄金期がやってくるかはだれにもわかりません。では、これからトップ10に入る日本人がどんどん出てくるかというと、それは全然違いますからね。そういう時期が来るまで、ひょっとしたら100年かかるかもしれませんね。素質も必要な世界ですから、やり方だけでは不十分なのです。才能に加え、その選手に合った指導法があって、かつ良いタイミングでの出会いも必要です。まさに錦織選手にとってのマイケル・チャンみたいなものですね。
——本書はジョコビッチ自身が自らの食事を赤裸々に明かしています。食事を変える前と後でジョコビッチはどう変わりましたか？

杉山：もう全然違いますね。昔は熱さに弱かった印象ですし、２週間のグランドスラムを戦いきるのも難しく、気分が悪くなったり、コートの後ろで嘔吐する寸前の状態になっている光景を目撃しています。技術は素晴らしいですが、フェデラー、ナダルに比べると体力が少し落ちるという印象がありました。

それから体型も大きく変わりましたね。今のほうがスレンダーになって細すぎるんじゃないかというくらい絞られていますね。ナダルも昔より細くなっていますし、フェデラーもよりスレンダーになっています。テニスに大きな筋肉は必要ないんですね。グルテンフリーになってからは一目瞭然なくらい違いますね。

彼の影響でグルテンフリーになったアスリートも増えてきて、そのおかげでパフォーマンスが向上した選手もいますから、その意味でジョコビッチがグルテンフリーで今まで問題を抱えていたテニス人生を大きく変えた影響力もあると思います。

私自身は好き嫌いがありませんし、バランス良く食事する。前日はタンパク質を控えめにして当日は炭水化物をとるというのを考えるくらいでした。まだ日本のテニス界でグルテンフリーを実行している選手は知りませんが、ゴルフ界にもいるみたいですね。

日本でもこういうアレルギーが一つの病気と認識されるようになってきて、私が教えているアカデミーでも一人、遅延型のグルテンアレルギーがある選手がいます。不調の原因も昔はわからなかったことが今は追究できるようになりました。ジョコビッチが倒れる場面を見て、セトジェヴィッチ博士が「グルテンだろう」と連絡をとってきて、原因が特定されたということを知りました。この先生がジョコビッチのプロ生活を劇的に変えたのは間違いないと思います。

——テニスの場合、シーズンが長くて体調の維持管理も大変だろうと思います。

杉山：大変といえば大変ですが、それが醍醐味でもあり、注目が集まっていてスポンサーも集まっている証明だと思うんですよ。賞金も上がっていますしね。

試合に出るかどうかは選手の選択です。その中で今の順位をどう維持し、どう上げていくかという勝負になるのですが、そもそも大会がない、試合がないというよりは恵まれているのではないでしょうか。

——最後に個人的なことをうかがいますが、杉山さんが引退されるとき、皇后陛下からお言葉をいただいたそうですね。

杉山：皇后陛下ご自身もテニスがお好きで、ずっと応援してくださいました。引退試合にお越しいただいた際、私は体調を崩していてシングルの試合を最後までできませんでした。にもかかわらず皇后陛下から「今までよく頑張ってこられましたね」というたいへん温かいお言葉をいただき、本当に光栄です。

――テニスって、本当にいろいろなものを与えてくれるのですね。私も本書を通じて少しでもテニスの魅力とその素晴らしさをお伝えできたらと心から願っています。本日はありがとうございました。

杉山愛（すぎやま・あい）◉1975年神奈川県生まれ。日本人選手として初めてWTAダブルス世界ランキング1位になるなど、シングルス・ダブルスともに実績を残したオールラウンドプレーヤー。2009年に現役を退いた後は、テニスの普及活動に努めるかたわら、テニス中継の解説者や情報番組のコメンテーターとして活躍中。

本書は2015年4月に三五館から刊行された書籍に加筆修正したものです。文中に登場する人物の肩書、記録等は、執筆当時のものです。

Japanese translation rights arranged with
Novak Djokovic c/o IMG Worldwide, Inc. acting
in conjunction with Waxman Literary Agency, New York
through Tuttle-Mori Agency, Inc., Tokyo

ジョコビッチの生まれ変わる食事

あなたの人生を激変させる14日間プログラム

発行日　2018年5月12日　初版第1刷発行

著　者　ノバク・ジョコビッチ
訳　者　タカ大丸

発行者　久保田榮一
発行所　株式会社 扶桑社
〒105-8070
東京都港区芝浦1-1-1　浜松町ビルディング
電話　03-6368-8870（編集）
03-6368-8891（郵便室）
www.fusosha.co.jp

印刷・製本　サンケイ総合印刷株式会社

Printed in Japan
ISBN978-4-594-07967-3